Zu diesem Buch Mit einfachen Handgriffen finden Sie Ihre Vitalität und Gesundheit wieder: Müdigkeit, Mutlosigkeit und Depression werden geradezu aus dem Körper getrieben. Entdecken Sie die Energiepunkte Ihres Körpers – erstaunliche Heileffekte sind möglich. Garantiert ohne Nebenwirkungen!

Ingrid Schlieske ist die Autorin diverser Trennkost-Bücher und mehrerer Titel zu Meridiananwendungen. Sie bildet mit ihrem Team im Seminarhaus Hoher Vogelsberg dafür Therapeuten aus und unterrichtet in der Selbstanwendung.

Ingrid Schlieske

Japanisches Heilströmen

Altes Volkswissen zur Selbsthilfe

Rowohlt Taschenbuch Verlag

Veröffentlicht im
Rowohlt Taschenbuch Verlag,
Reinbek bei Hamburg, Mai 2006

Umschlaggestaltung
ZERO Werbeagentur, München
(Fotos BIO Ritter Verlag, Tutzing)
Satz Swift PostScript, InDesign
bei KCS GmbH, Buchholz/Hamburg
Druck und Bindung Clausen & Bosse, Leck
Printed in Germany
ISBN 13: 978 3 499 62056 0
ISBN 10: 3 499 62056 1

Inhaltsverzeichnis

Ein Wort gleich zu Anfang

Ich mache hiermit darauf aufmerksam, dass mit dem japanischen Heilströmen von mir ein Programm zur Eigenanwendung vorgestellt wird, das die Selbstheilkräfte des Körpers unterstützt und besonders als Präventivmaßnahme eingesetzt werden kann, um die Gesunderhaltung zu fördern.

Es handelt sich hierbei nicht um eine Therapiemaßnahme im ärztlichen Sinn.

Ausdrücklich betone ich, dass durch Hinweise auf diese Selbsthilfeanwendungen nicht von notwendigen ärztlichen Maßnahmen abgeraten wird.

Das japanische Heilströmen ist sehr gut geeignet, die ärztliche Therapie zu ergänzen und Heilungsvorgänge zu beschleunigen, respektive dem Körper dabei zu helfen, Krankheiten gar nicht erst entstehen zu lassen.

VORWORT VON ALEXANDER, *Energie-Therapeut*

Ich habe das Heilströmen vor etwa sechs Jahren durch die Autorin dieses Buches, Ingrid Schlieske, kennen gelernt. Sie selbst hatte es kurz zuvor erlernt und war total überzeugt. Ihre Begeisterung war schon damals so ansteckend, dass ich mich für dieses Thema auch zu interessieren begann. Meine Frau gab zu dieser Zeit den Kurgästen von Ingrid Yogaunterricht. Ingrid fragte mich, ob ich nicht Lust habe, ihren Gästen zweimal in der Woche etwas über das Heilströmen zu erzählen. Da mich diese Aufgabe reizte, belegte ich gleich ein paar Kurse, und los ging es. Diese Entscheidung hat mein Leben total verändert. Ich «ströme» mich seither jeden Tag und habe damit chronische Beschwerden, die ich seit meiner Kindheit hatte, fast völlig zum Verschwinden gebracht. Diese Heilmethode überzeugte durch ihre Erfolge, deshalb habe ich mich sehr intensiv damit beschäftigt und das Wissen auch bei anderen angewandt. Ich durfte immer wieder verblüffende Heilerfahrungen mit dem Heilströmen machen.

Es freut mich sehr, dass Ingrid Schlieske, die sich als begeisterte Selbstanwenderin versteht, ein Buch über das Heilströmen geschrieben hat. Ich glaube, mit ihrer motivierenden Schreibweise wird sie es einer großen Anzahl von Lesern nahe bringen. Das finde ich wichtig, denn das japanische Heilströmen ist eine so wundervolle einfache und wirkungsvolle Methode, die unbedingt großen Bevölkerungskreisen zugänglich gemacht werden und nicht nur wenigen Experten vorbehalten bleiben sollte.

Jeder Mensch kann aus einer unerschöpflichen inneren Quelle Heilenergie aus seinen Händen fließen lassen.

Jeder Mensch ist ein Heiler!

Wenn ich Heilenergie ströme, werde ich nicht müde. Ich erschöpfe mich nicht, weil ich dabei nichts von meiner eigenen Lebensenergie abgebe. So kann ich als Therapeut z. B. ohne weiteres acht Behandlungen (von jeweils ca. einer Stunde) und mehr am Tage ausführen, ohne mich verbraucht zu fühlen. Im Gegenteil, die Heilenergie wirkt sogar belebend auf mich.

Man kann (sich und andere) auch strömen, wenn man sich mal nicht so wohl fühlt oder krank ist. Die Heilenergie wird davon nicht berührt.

Im Gegenteil, wenn man eine andere Person strömt, profitiert man ebenfalls davon.

Es besteht auch nicht die Gefahr, dass eigene «schlechte Energien» oder Krankheiten auf den anderen übertragen werden, weil man ja nicht die eigene Energie abgibt, sondern Heilenergie fließen lässt.

Man übernimmt auch keine Krankheiten von der Person, die man behandelt.

Das japanische Heilströmen hat eine gewisse Ähnlichkeit mit Reiki (beides kommt aus Japan und hat eine lange Tradition, wie alten Aufzeichnungen zu entnehmen ist). Aber im Gegensatz zu Reiki gibt es beim Heilströmen keine «Einweihungen», man ist nicht an Rituale gebunden. Jeder Mensch hat von Natur aus die Fähigkeit zu strömen. Man braucht niemanden, der sie einem gibt oder sie erlaubt.

Im japanischen Heilströmen existiert ein komplexes Wissen über Zusammenhänge, das Heilen ermöglicht. Dieses jedoch benötigt man nicht, um Heilerfolge zu erzielen.

Nach der Lektüre dieses Buches oder einem Einführungsseminar kann man einfach loslegen und sich und seine Familie strömen.

Man kann diese Methode aber auch sein ganzes Leben lang studieren, kann seine Erkenntnisse und Erfahrungen immer noch weiter vertiefen.

Das japanische Heilströmen eignet sich zur Behandlung aller möglichen Alltagsbeschwerden, zur Behandlung chronischer Krankheiten und zur seelisch-geistigen Weiterentwicklung.

Die Heilenergien bringen die körpereigenen Energieströme wieder in Harmonie, zum Fließen und regen so die Selbstheilkräfte an. Dadurch kann es zu Linderung oder zum Verschwinden von Krankheitssymptomen kommen. Deshalb kann man durch das japanische Heilströmen auch niemals schaden. Das Schlimmste, was passieren kann, ist, dass es nicht genau das bewirkt, was man beabsichtigt hat. Oft ergeben sich sogar Heilungen, die nicht vorauszusehen waren. Auf jeden Fall erreicht jeder Anwender eine Verbesserung seiner Gesundheit.

Der Autorin Ingrid Schlieske wünsche ich in ihrem Bemühen, diese einfache Heilmethode jedermann zugänglich zu machen, den größtmöglichen Erfolg.

Alexander
Energie-Therapeut

Nein, eine Therapeutin bin ich nicht. Und von Berufs wegen übe ich die Kunst des Strömens auch nicht aus. Ich bin lediglich eine begeisterte Selbstanwenderin. Meine eigenen Erfahrungen mit dem Strömen und die Beobachtungen der Erfolge von anderen habe ich für dich aufgeschrieben.

Beruflich bin ich in allererster Linie mit der Ernährung befasst. Im Laufe meiner Studien in Bezug auf dieses interessante Thema habe ich zwangsläufig auch gerade die vollwertige Trennkost kennen gelernt. Sie ist heute die von mir absolut bevorzugte Ernährungsweise. Wenngleich, das gebe ich gerne zu, «viele Wege nach Rom führen». Dennoch scheint mir die Trennkost alles zu beinhalten, was der Mensch benötigt, um seine Ernährung innerhalb eines leicht nachzuvollziehenden Rahmens gesund zu gestalten. So bin ich heute fachliche Leiterin der Schule für Fitness und Ernährung, die in mehreren hundert Filialen in ganz Deutschland Seminare zum Thema «Empfehlenswerte Nahrungszusammenstellung im Rahmen der Trennkost» und auch über gesunde Lebensführung insgesamt veranstaltet.

Im Laufe meiner Studien zur Ernährungsberaterin habe ich auch eine Heilpraktikerausbildung absolviert. Schließlich wollte ich ganz genau wissen, wie der Mensch konstruiert ist und wie Stoffwechselvorgänge sich abspielen. Längst war auch mir bewusst geworden, dass durch Ernährungsumstellung allein optimale Gesundheit nicht immer erreicht werden kann.

Ich schaute mich also zur Ergänzung nach natürlichen Heilweisen um, die für jedermann anzuwenden sind, ohne dass man dazu kompliziertes Wissen erwerben muss.

In der von mir besuchten Heilpraktikerschule und durch die Begegnungen mit Heilpraktikern sowie naturheilkundlich ausgerichteten Schulmedizinern lernte ich sehr interessante Methoden kennen. Gleich zu Beginn meiner Studien erlernte ich die Fußreflexzonenmassage und übte sie fleißig an mir selbst aus. Es beeindruckte mich sehr, dass es Zonen an den Füßen gibt, durch die ganz offensichtlich eine Stimulierung des gesamten Organgeschehens zu erreichen ist. Wer diese Massagetechnik gekonnt einsetzt, kann mit Hilfe von Schmerzpunkten, die er an den Füßen findet, dem behandelten Menschen erstaunliche Angaben über seine gesundheitlichen Defizite machen und ihm helfen, diese zu mindern oder zu überwinden.

Aber auch Ergebnisse der Akupressur und Akupunktur versetzten mich in Erstaunen. Besonders die Tatsache, dass mittels Massieren einer Stelle am Körper an einem anderen Punkt Reaktionen erreicht werden können. Die gewonnenen Erkenntnisse vermittelten mir, dass es im Körper Zusammenhänge geben muss, die die Schulmedizin nicht kennt oder die von ihr ignoriert werden.

In helle Aufregung versetzte mich auch das Kennenlernen der Homöopathie und der Wirkweise von Bachblüten. Hier finden ganz offensichtlich Einflüsse durch Energien statt, deren Nachvollziehen sich unseren logischen Möglichkeiten (noch) entzieht.

Ich gebe zu, ich war tief beeindruckt. Allerdings hegte ich keine Zweifel daran, dass alle diese Methoden ein tiefes Wissen erfordern und sich kaum für die Laienanwendung eignen könnten. Allenfalls wäre hier die Akupressur empfehlenswert. Die Fußreflexzonenmassage dagegen setzt schon ein großes Maß an akrobatischen Talenten voraus, will man sich selbst damit behandeln. Dazu aber ist nicht jeder bereit oder in der Lage.

So bin ich eines Tages auf das japanische Heilströmen gestoßen.

Wie das so manches Mal ist im Leben, ich wusste sofort: «Das ist es!» Eine Freundin drückte mir einige fliegende Blätter darüber in die Hand, erklärte mir kurz das Prinzip – und seitdem ströme ich mich, meine Familie und viele Freunde. Meine Kinder taten sich erst etwas schwer damit, diese Hilfeleistung von mir anzunehmen.

Schließlich ist es eine alte Erfahrung, dass der «Prophet nichts im eigenen Land zählt».

Als mir jedoch einige überaus spektakuläre gesundheitliche Verbesserungen bei meinen Lieben gelangen, wie z. B. meinem Enkelkind in nur 14 Tagen den chronischen Husten wegzuströmen oder zu helfen, Erkältungen und Grippe innerhalb weniger Tage zu überwinden, oder meiner Mutter zu zeigen, wie man auf der Stelle die Folgen des «Verschluckens» beheben kann, habe ich heute mit meinem Wissen schon einen anderen Stand. So ist es bei uns bereits selbstverständlich, dass mich meine Kinder oder ihre Freunde anrufen und fragen: «Was strömt man denn, wenn ...?»

Nun ist das Strömen gar nicht mehr wegzudenken aus meinem Alltag.

Ich habe erfahren, dass es mich unterstützt und mir hilft, heil und vital zu sein. Zeit meines Lebens hatte ich einen zu niedrigen Blutdruck, ich bin mehr durch die Tage gekrochen denn geschritten. Und das bei der inneren Power, die mir der Schöpfer mit auf den Weg gegeben hat ...! Es ist schon ein Kreuz, wenn man mangels Vitalität die vielen guten Ideen, die man bündelweise produziert, nicht umsetzen kann. Das hat sich völlig geändert.

Ich kann heute mit meinen nahezu 60 Jahren behaupten, dass ich mich mindestens doppelt so gut fühle wie vor 20 Jahren.

Was soll mich also daran hindern, mich in 20 Jahren doppelt so gut zu fühlen wie heute?

Mal abgesehen von der körperlichen Kraft, deren Nachlassen (mit entsprechender Verzögerung) ich selbstverständlich akzeptiere.

Meine jetzige Lebensqualität habe ich neben der Ernährung, einer besseren Haltung, etwas Körperertüchtigung und einer gefestigten Seelenlage ganz sicher in erster Linie dem Strömen zu verdanken. Den Beweis dafür hatte ich direkt, als ich wegen meiner gebrochenen rechten Hand eine Weile keinen Mittelstrom anwenden konnte. Ein regelrechter Energieeinbruch war die Folge. Ich ströme mich jeden Tag. Wo am Anfang meiner Bemühungen noch der Entschluss dazu der treibende Motor war, freue ich mich heute regelrecht darauf, dass ich es mir zur Feierabendzeit gemütlich mache und – los geht's. Meine Energiepunkte «antworten» auf der Stelle, und ich spüre gleich, wie ein wohliger Strom meinen Körper durchzieht. Ich möchte auf dieses direkte Wohlgefühl, das sich jetzt spontan einstellt, auf keinen Fall mehr verzichten. Ich vermute: Genauso fühlt sich Gesundheit an!

Beim Zusammenstellen dieses Buches habe ich Wert darauf gelegt, dass du gleich mit dem Strömen beginnen kannst. Du benötigst keine Vorkenntnisse und keine langen Studien. Lies einfach meine Erfahrungsberichte und ziehe deine Schlüsse daraus für deine ganz persönliche Selbstanwendung.

Bevor du beginnst, lies bitte meine einfachen Anweisungen auf den folgenden Seiten.

Ich wünsche dir bereits bei deinen ersten Schritten auf dem Ström-Heilsweg einen überzeugenden Erfolg und grüße dich herzlich, vielleicht bis zu einem Treffen bei einem unserer Seminare, in denen du dein neues Wissen erweitern kannst.

Deine Ingrid Schlieske

Haben die Hände heilsame Kräfte?

Ja, das glaube ich ganz fest.

Schließlich legen wir alle bei Schmerzen automatisch die Hand auf die betroffene Stelle.

Jede Mutter kühlt mit ihrer Hand die fiebernde Stirn ihres Kindes oder legt sie ihm auf den wehen Bauch.

Denken wir nur einmal an die ursprüngliche Bedeutung des Wortes «be-hand-eln».

Ein Arzt in früheren Zeiten sah in seiner heilenden und tröstenden Hand sein Haupt-Behandlungsinstrument. Von den Anwendungen, die in den Arztpraxen unserer Großeltern ein Selbstverständnis waren, wie Zunge ansehen, Puls messen, den Körper abtasten (alles Handhabungen), einmal abgesehen.

Schon in der Bibel wird immer wieder die Berührung als Synonym für Heilen, Auszeichnen, Trösten und Heil-igsein genannt. Wir haben vergessen, wie wohl es tut, eine Hand aufzulegen oder wenn uns jemand seine Hand auflegt. Alle großen Heiler haben sich aber dieser Wirkung bedient.

Hast du schon einmal eine Kirlian-Fotografie gesehen? Eine Fototechnik, die das Energiefeld um den fotografierten Gegenstand sichtbar macht. Nun, das Feld um die Hand herum ist besonders intensiv. Über den Fingerspitzen bündeln sich die Energien so stark wie an keiner Körperregion sonst. Es ist schon denkbar, dass es diese Vital-Konzentration ist, die eine Stimulierung an den Energiepunkten der Körperoberfläche bewirkt.

Das Energiefeld an den Händen kannst du erspüren, indem du die Fingerspitzen beider Hände leicht aneinander legst. Du wirst feststellen, dass sich dies nach einiger Zeit unangenehm anfühlt und du das Bedürfnis hast, die Fingerspitzen wieder voneinander zu lösen. Ganz anders verhält es sich z. B. bei gefalteten Händen. Dabei wird Energie nicht blockiert. Sie kann frei abfließen.

Machen wir uns also die heilenden Kräfte unserer Hände wieder zunutze.

Die Lehre des Heilströmens

Das Heilströmen, so wie ich es heute anwende, beruht auf den Erfahrungen, die ich mit der Lehre des *Jin Shin Jyutsu* gemacht habe. Bereichernde Aspekte aus dem *Touch for Health*, dem *Jin shin Do*, dem *Reiki*, der *Akupressur* sowie der *Fußreflexzonenmassage* habe ich mit eingebracht. Das Wissen über diese uralte Heilkunst hat Parallelen in den Traditionen vieler Völker.

Strömen ist altes Volkswissen

Es ist uns schlichtweg verloren gegangen. Allerdings berühren wir täglich ganz unbewusst eine Reihe von Energiepunkten, wenn der körperliche, der seelische oder der geistige Bedarf dafür besteht.

Denken wir nur einmal an die Babys. Sie strömen sich fortwährend. Der Daumen wird als Einschlafhilfe oder Verdauungshilfe verwandt. An einzelnen Fingern und Fingergruppen wird gelutscht, ja manches Mal an allen Fingern. Das Baby therapiert sich selbst. Wenn, ja, wenn wir das so zulassen. Stattdessen reißen wir ihm zumeist den Daumen aus dem Mund und stecken ihm ersatzweise ein Stück Gummi hinein. Unsere Ausrede dafür ist, dass sich sonst der Kiefer verformen würde. (Solchen Verformungen des Kiefers kann eine Mutter bereits in der Schwangerschaft vorbeugen, indem sie ihre Nahrung möglichst vielseitig und vollwertig gestaltet.)

Aber nicht nur unsere Babys, auch wir Erwachsene verfügen noch über Reste von intuitivem Wissen. Automatisch wandert die Hand an den Nacken, wenn dieser verspannt ist. Wenn wir Kopfschmerzen haben oder vor einer schwierigen Denkaufgabe stehen, legen wir die Zeigefinger auf die Punkte über den Augenbrauen. Bei Spannungen im Kopfbereich haben wir oft das Bedürfnis, die Fingerspitzen beider Hände auf die Seiten des Kopfes zu legen.

Immer wieder begegne ich Beweisen für ein altes, überliefertes Wissen.

So verblüffte mich eine junge Hebamme, als sie mir zeigte, wie sie Gebärenden die Geburt erleichtert und ihnen hilft, die Schmerzen zu lindern. Sie fasst dabei mit der Hand um beide Fersen, wie es unserem Griff auf die Energiepunkte 16 und 5 entspricht. Ich war regelrecht verblüfft und fragte sie, woher sie das wüsste. Sie lachte und sagte, ihre Mutter und ihre Großmutter seien auch schon Hebammen gewesen. Sie hätte diesen «Trick», wie sie das nannte, von ihnen übernommen. Die Erfahrung hat gezeigt, dass die Gebärenden es dann nicht so schwer haben. Es hätte sich auch bereits herumgesprochen, dass man bei ihr weniger Angst vor der Geburt haben muss.

Wieder einmal mehr verneige ich mich vor der Weisheit der Natur.

Diese und ähnliche Erfahrungen zeigen mir, wie wichtig es ist, altes Wissen wieder neu zu entdecken.

Warum «japanisches» Heilströmen?

Wir könnten doch auch Volkswissen aus unseren Regionen kultivieren!?

Sicher, altes Wissen gab es auch bei uns. Es ist von Generation zu Generation überliefert worden und findet sich auch in alten Schriften. Spätestens jedoch zur Zeit der Hexenverfolgungen begannen die frommen Fanatiker alles zu vernichten, was mit intuitivem Wissen zu tun hatte. Man wollte sich ganz von dem Verdacht befreien, etwas mit den weisen Frauen, den klugen Heilerinnen, den mystischen Kräften zu tun zu haben, die auf so unerklärliche Weise zu wirken vermochten. Lieber wurden die angeblichen Hexen angezeigt, verteufelt und verbrannt.

Kaum etwas ist von ihren Heilmethoden, die direkt mit den Kräften der Natur zu tun haben, erhalten geblieben. Hinzu kam, dass in der nachfolgenden hochtechnisierten Zeit nur galt, was «beweisbar», was nachmessbar, über Formeln erklärbar war.

Nur noch einige überlieferte Sinnsprüche aus Großmutters Sprachschatz zeigen, wie viel unsere Vorfahren über natürliche Zusammenhänge wussten.

Ganz anders wurden die Erfahrungen der Altvorderen im asiatischen Teil unserer Erde geehrt. Dort verneigte man sich schon immer vor dem alten Wissen. Es wurde gehütet wie ein Schatz und ist noch heute nahezu gänzlich erhalten.

So ist es durchaus ein Armutszeugnis, wenn wir jetzt ein Wissen wieder importieren, was unseren Vorvätern in so üppiger Weise längst zur Verfügung gestanden hatte. Wir sind froh, dass wir es uns auf diese Weise, ergänzt durch die Erfahrungen anderer Völker, wieder zugänglich machen können.

In Dankbarkeit für die Menschen,
die sorgsamer mit ihrem Erbe umgegangen sind als wir,
nennen wir diese wunderbare Heilmethode
«japanisches Heilströmen».

Dieses Buch ist für dich geschrieben

Ich habe für dich die wichtigsten Erfahrungen, die ich mit dem Strömen bisher machen durfte, aufgeschrieben. Vieles ist mir aus meinem Alltag geläufig, manches musste ich mir ins Gedächtnis zurückrufen, und bei einigen Themen habe ich in meinen Unterlagen nachgeschaut, die ich im Laufe der Jahre selbst zusammengestellt habe. Oftmals habe ich einen befreundeten Therapeuten befragt, der lange Erfahrung im Behandeln mit dem Strömen gemacht hat.

Und genau da liegt der Grund, weshalb ich mich dazu entschlossen hatte, ein Buch über Heilströmen zu schreiben.

Es scheint auf dem gesamten Büchermarkt keine Literatur zu geben, durch die man das Strömen leicht erlernen und in der man einfach nachschauen kann. Ich weiß schließlich, dass die Zeiten ein für alle Mal vorbei sind, in denen man aus Wissen schöpfen konnte, das traditionell an Heilkundige und Weise übermittelt wurde.

Wir sind es heute gewöhnt, in große Bibliotheken zu gehen, in Büchern nachzuschlagen oder Berufe aufwendig zu studieren. Umso mehr sind wir darauf angewiesen, dass altes Wissen nicht verloren geht. So machen wir es jedermann zugänglich, indem wir es katalogisieren.

Und gerade das Strömen ist ein Erbe, das nicht verloren gehen darf.

Jeder Anwender, den ich kenne, ist verblüfft, dass eine so einfache Methode so wirkungsvoll sein kann. Hiermit erlangt man wieder eine Verbindung zur Natur und zu sich selbst. Die Dinge kommen wieder in Fluss. Man fühlt sich angeschlossen an die große Batterie und spürt, wie die Energie den ganzen Körper durchströmt.

Alles fließt ...!, hat schon vor 2500 Jahren der griechische Philosoph Heraklit gesagt.

Und nur wenn wir mitfließen, wenn alles an uns und in uns immer in Bewegung ist, leben wir. Meine Oma hat immer gesagt: «Die Säfte müssen fließen!» Ja, genauso ist es. Durch unsere sitzende und bewegungsarme Lebensweise sind die Dinge auf vielfache Weise ins Stocken geraten, haben sich Blockaden angestaut. Wir nutzen unseren Körper, ja auch unser seelisches und geistiges Potenzial nicht mehr in der dafür vorgesehenen Weise. Die Folge davon ist, dass es in dem wunderbaren Regelkreis, den unser ganzes Sein darstellt, nicht zu den notwendigen Abläufen kommt. Verwundern braucht uns dies nicht. Die Natur ist schließlich überaus sparsam. Wo etwas nicht benötigt wird, verkümmert es im Laufe der Zeit.

Es liegt an uns, alle Funktionen, die naturgemäß zu uns gehören, zu revitalisieren.

Dafür ist Strömen eine einfache und überaus wirksame Methode. Das Beste daran allerdings ist, man benötigt dazu keinen finanziellen Einsatz, keinen großen Kräfteeinsatz, keine Talente, kein umfangreiches Vorwissen und auch keinen riesigen Zeitaufwand. Man kann es immer und überall anwenden. Es hilft uns dabei, zu gesunden, in eine bessere seelische Balance zu kommen und klarer zu denken. Und genau diese drei Elemente sind es, von denen Lebensqualität abhängt.

Du bist zu bequem zum Strömen? Deinen inneren Schweinehund kannst du nicht überwinden? Du vergisst es immer, dich zu strömen?

Nun, dann muss ich dich fragen, ob du dir an jedem Morgen die Zähne putzt. Oder dir ein Frühstück bereitest. Oder sonst wie deinen Pflichten nachkommst. Es ist schließlich der Entschluss, der vor allen Gewohnheiten steht. Und wenn ich tatsächlich selbst entscheiden kann, ob ich lustlos, missmutig, schlapp und mit allerlei Wehwehchen versehen durch den Tag schreite oder ob ich fröhlich, ja glücklich bin, meine gesundheitlichen Beschwerden im Laufe der Zeit immer kleiner werden, um endlich ganz zu verschwinden – nun, dann sollte ich die guten Vorsätze auch problemlos in die Tat umsetzen können.

Fang einfach an und setze auf den Faktor Gewohnheit.

Du wirst sehen, wie schnell das Strömen zu deinem Tagesprogramm gehört.

Der Lohn für ein wenig Einsatz wird nicht lange auf sich warten lassen. Das Strömen ist so wirkungsvoll, dass du ganz sicher nie mehr darauf verzichten willst, hast du erst seine Anwendung über einen kleinen Zeitraum hin erprobt. Dabei spreche ich hier nur von den energiegebenden Wirkungen. Wer das Strömen als seine eigene, private Hausapotheke für sich und seine Lieben nutzt, wird immer wieder neu überrascht, wie weit das Wirkungsspektrum dieser einfachen Handhabungen reicht.

Du willst wissen, was machbar ist mit dieser einfachen Methode, die aus der Zeit rührt, als die Menschen noch mehr über sich und die Zusammenhänge in ihrem Körper wussten?

Nun, du wirst es schnell herausfinden. Vor allen Dingen wirst du dich – genau wie wir es tun – bald fragen, weshalb nicht ein jeder Mitbürger sich dieser einzigartigen Heilmethode bedient.

Fang also einfach an!

Verantwortung für die eigene Gesundheit und die der Familie

Wir wundern uns, dass die Kosten für unser Gesundheitswesen aus allen Nähten platzen. Die Einstellung der Bevölkerung zu Leistungen, die von Kassen und Ärzten zu erwarten sind, hat sich in den letzten Jahrzehnten grundlegend gewandelt. Krankenkassenbeiträge sind immens hoch, und die Patienten haben oft unbewusst das Gefühl, für ihr gutes Geld auch viel bekommen zu müssen. Das drückt sich dann vielfach darin aus, dass bei der Konsultation eines Arztes grundsätzlich auch Medikamente erwartet werden. Ohne Arznei mag kaum jemand heimgehen. Ärzte, die statt der Zäpfchen lieber Umschläge oder bei Blutdruckschwankungen mehr Bewegung statt Pillen verschreiben, werden als rückständig eingestuft, weil sie sich nicht der «modernen Errungenschaften der Medizin» bedienen.

So kann es dann kommen, dass der Medizinschrank im Badezimmer, über den ja fast jeder Bürger verfügt, im Laufe der Zeit überquillt von Medikamenten, deren Verfalldatum längst erreicht ist. Ich selbst muss auch zugeben, dass ich mich in früheren Zeiten von solchem Verhalten nicht ausgenommen habe. Ich war sogar ein Muster für Routinekonsum in Sachen Medizin.

Aus meiner jüngsten Erfahrung habe ich ein eindrucksvolles Beispiel: Anfang dieses Jahres erschreckte mich plötzlich eine Drüsenschwellung, die mein ohnehin üppiges Doppelkinn noch einmal verdoppelte und sich bis hinauf zum Ohr zog. Sehr in Zeitdruck mochte ich nicht auf die durch das Strömen in Aussicht gestellte Besserung warten. Ich bin also zum Arzt «getigert», der mir flugs eine Dosis Antibiotikum verschrieb mit dem Kommentar, dass nichts anderes helfen könne. Tatsächlich, nach wenigen Tagen klangen die Beschwerden ab. Nur – nach etwa 4 Wochen waren sie wieder voll da. Ich hatte den Eindruck, schlimmer als zuvor.

Meine Überlegung war, dass ich mich nicht schon wieder mit Antibiotika abfüllen mochte.

Ich begann also, mir den Energiepunkt 4 ausgiebig zu behandeln. Mit fleißigem Dauerströmen habe ich problemlos und in wenigen Tagen meine Drüsenschwellung überwunden. Nun endgültig, wie ich aus Erfahrung weiß.

Nach der Meinung der Schulmedizin hätte ich mir weiter chemische Hämmer «einfahren» müssen. Die Nebenwirkungen, die ja vielfach erst nach vielen Jahren ihre teilweise irreparablen Schäden zutage treten lassen, muss ich sicher nicht erwähnen.

So will ich meine Leser auffordern, bei schlimmen und besonders akuten Krankheiten durchaus einen Arzt aufzusuchen. Auf jeden Fall aber ist es ratsam, neben den empfohlenen Therapien auch noch nach sanften Mitteln zu forschen, die nicht schaden. Ich rufe deshalb zu kritischem Verbraucherverhalten auf. Wo denn sonst sollen wir damit anfangen, wenn nicht zuallererst bei unserer eigenen Gesundheit?

Am besten allerdings helfen wir unserem Körper, wenn wir dafür Sorge tragen, dass er gar nicht erst oder nur selten krank wird.

Bei beginnenden Krankheiten, Erkältungen, Grippe können wir ihm sehr gut helfen, diese rasch zu überwinden, indem wir «den Weg frei machen» für freifließende Energien.

Weshalb hilft Strömen?

Ja, wenn man das so genau wüsste. Sicher ist, dass es hilft. Manche Skeptiker meinen, man könne die zweifelsfreien Erfolge dieser Methode sicherlich einem Placeboeffekt zuschreiben. «Na ja, wenn man daran glaubt …» Nun bin ich zwar der Meinung, dass gegen einen Placeboeffekt, wenn er mich gesund macht, nicht das Geringste einzuwenden ist.

Allerdings habe ich in den Jahren meiner Bekanntschaft mit dem Strömen unzählige Male erlebt, wie besonders auch die Skeptiker, die Ignoranten, die Besserwisser und die, die sich eigentlich gar nicht helfen lassen wollten, sich gleich nach der ersten Behandlung verblüffend gut fühlten.

Oder dass Leiden gar gänzlich verschwunden waren. Von einem Placeboeffekt kann also hier nicht die Rede sein. Auch Kinder haben beim Strömen weder Zweifel noch Zuversicht.

Es hilft also nicht, weil man daran glaubt, sondern man beginnt daran zu glauben, weil es hilft!

Wer mich persönlich kennt, weiß, dass ich nicht in einem Wolkenkuckucksheim wohne, sondern eine überaus realistische Person bin, die mit beiden Beinen fest auf der Erde steht. Zudem habe ich einen gesunden Sinn für das «Machbare» und verfüge auch durchaus über einen guten Geschäftssinn. Abgehobene Ideen sind nun wirklich nicht meine Sache. Vielmehr habe ich eine sehr konkrete Vorstellung von den Dingen des Lebens und vertrödele ganz sicher keine Zeit mit irgendwelchen Spinnereien. Diese Eigenschaften jedoch hindern mich nicht daran, mich aller Möglichkeiten, die mir das Leben, die Natur und mein Schicksal beschert, zu bedienen.

Ich bin einfach offen für alles. Ich halte vieles für möglich und glaube durchaus an Wunder.

Was ein Wunder für mich ist? Wenn z. B. überraschend ein Ereignis eintritt, das man nicht voraussehen oder berechnen konnte.

Die Welt ist ganz sicher voller Wunder. Soll ich ihre Existenz leugnen, nur weil ich oder jemand anderes sie nicht definieren kann?

Und von den Möglichkeiten des Heilströmens habe ich mich in der Anwendung in Bezug auf meine Person und für andere längst überzeugt. Ich habe gesehen, dass es funktioniert! Ich müsste doch mit dem Klammerbeutel gepudert sein, wenn ich dieses ganz offensichtlich kostbare Wissen nicht für mich nutzen würde.

Fest steht, dass es sich bei dem Heilströmen und ähnlichen Varianten um altes Volkswissen handelt. Es gab bei unseren Altvorderen Anwendungen, die von Generation zu Generation überliefert wurden und die zur Volksmedizin gehörten. Auf jeden Fall waren sie wirkungsvoll und brachten die Menschen über die Krankheiten des Alltags hinweg. Die Kräuterfrauen der Vergangenheit, die Weisen, die Heilkundigen, die sich mit den Mitteln aus der Natur auskannten, waren früher hoch geschätzt. Oftmals haben sie mit einfachen Anwendungen sogar bei Krankheiten helfen können, die als unheilbar galten.

Sicher hat niemand von unseren Vorfahren darüber nachgedacht, weshalb das möglich war. Der Erfolg war ihnen Beweis genug. Leider ist uns heute der größte Teil von diesem Wissen und der Glaube daran verloren gegangen. Viele aufgeschlossene Mediziner der heutigen Zeit versuchen nun, die alten Heilmethoden zu rekonstruieren, haben diese doch nicht die schädigenden Nebenwirkungen unserer heutigen, zum Teil aggressiven Medizin.

Man denke nur an die Tees und Kräuter, die unsere Oma bei

Erkältungen anwandte. Da wurden wir in nasse Tücher eingewickelt und mussten schwitzen. Holundertee und Wadenwickel halfen bei Fieber. Thymian und Spitzwegerich waren die Mittel der Wahl bei Husten. Solche Beispiele gibt es unendlich viele. Und sie helfen hervorragend!

Ganz genauso ist es mit dem Heilströmen. Es hilft!

Manche Anwender versuchen zu erklären, was sich bei dieser Heilweise in unserem Körper abspielt. Das allerdings können nur fiktive Erläuterungsversuche sein. Bewiesen dagegen scheint, dass der Körper von so genannten Meridianen durchzogen ist. Das sind Energieströme, deren Existenz auf verschiedene Weise messbar sind. Und manche Punkte an diesen Bahnen sind ganz offensichtliche Schaltstellen, die besonders empfindsam sind für Stimulierung.

So ist mir aufgefallen, dass es beim japanischen Heilströmen durchaus Übereinstimmungen gibt mit den heute bekannten Punkten der Akupunktur, mit denen der Akupressur oder der Fußreflexzonenmassage.

Man geht beim Heilströmen davon aus, dass sich durch unsere Lebensweise Blockaden an diesen Schaltstellen aufgestaut haben. Diese behindern ein «Strömen» der Lebensenergie. Und ohne diesen Fluss ist die Vitalität eingeschränkt. Die Selbstheilkräfte können nicht ausreichend wirken, nicht in jeden Winkel des Körpers gelangen und ihm helfen, Störungen zu beseitigen.

Wir verfügen über einen komplizierten und dabei absolut zuverlässigen Reparaturmechanismus.

Einen Regelkreis, der nur dann ordnungsgemäß funktionieren kann, wenn er nirgends aufgehalten wird, es nicht zu Stockungen und Staus kommt. Ganz offenbar setzt genau hier die Wirkmöglichkeit des Strömens an. Es werden Blockaden gelöst. Die Energie kann durch die Stimulierung wieder frei fließen. Wer es gewöhnt ist, in sich hineinzuhören, seine Befindlichkeit wahrzunehmen, kann gleich nach dem Strömen feststellen, wie sehr seine Lebenskräfte gewachsen sind, wie wohl er sich nun fühlt.

Wenn bei chronischen Krankheiten z. B. ein Therapeut das Strömen übernimmt, so ist er aufgrund seines Wissens und seiner Erfahrungen dazu in der Lage, das Strömmuster an unserem Körper durch die Abfolge der Einzeleinwirkungen zu verändern, um gewünschte Heilerfolge anzubahnen.

Und genau da liegt die Stärke des Strömens. Es gibt dem Körper die entsprechenden Impulse, um die eigenen Selbstheilungskräfte zu optimieren.

Gib dir die Chance herauszufinden, was das Strömen für dich tun kann

Wo liegt dein Risiko? Ob deine Finger nun untätig herumliegen oder du sie auf einen der Energiepunkte deines Körpers legst. Auf diese Weise lernst du deinen Körper und seine Reaktionen besser kennen. Du wirst erleben, wie rasch sich dein Befinden verbessern kann. Es wäre sehr schade, wenn du dir diese Möglichkeit nicht einräumtest. Schließlich kostet sie nichts und tut auch nicht weh.

Oder fürchtest du dich davor, dass sich für dich und dein Leben Veränderungen ergeben, die du jetzt noch nicht absehen oder kalkulieren kannst? Was kann dir schon passieren?

Ich kenne viele Leute, deren «Logik» es ihnen verbietet, sich mit einer so einfachen Heilmethode abzugeben. Ich kenne Menschen, denen durchaus spontan mit Hilfe des Strömens Erleichterung bei ihren Leiden widerfahren war und die sich dennoch auf eine längerfristige Behandlung nicht einlassen konnten, weil sie die Methode nicht einzuordnen vermochten und weil sie von der Schulmedizin nicht erklärbar ist.

Wer heilt, hat Recht!

Ich denke, dass wir uns von dieser Prämisse leiten lassen sollten. Entschließen wir uns doch lieber dazu, uns zu wundern, wie groß die Weisheit der Natur ist und was alles sie für uns bereithält. Wenn wir erst darauf warten, bis wir etwas über Formeln erklären können, haben wir die schönste und vitalste Zeit unseres Lebens vielleicht schon verpasst.

Stattdessen rate ich dir, es doch einfach einmal mit dem Strömen zu versuchen und herauszufinden, was es für dich tun kann. Ich bin sicher, du wirst es für immer beibehalten wollen.

Beginne also einfach mit dem Strömen!

Gesundheit ist Fleiss

Wollen wir Gesundheit erreichen und behalten, müssen wir uns neben dem Heilen von Krankheiten auch zu Präventivmaßnahmen entschließen.

Gesundheit ist nicht nur die Abwesenheit von Krankheiten, sondern ein ausdauerndes beglückendes Wohlgefühl. Es geht darum, dass man den Körper wieder spürt, dass man ihn bis in die Fingerspitzen und in die Zehen hinein wahrnimmt. Aber auch seelisches Wohlbefinden und geistige Leistungsfähigkeit gehören dazu.

Durch das Strömen erhält man wieder eine andere Beziehung zu sich und seinem Körper.

Durch das Konzentrieren auf die Energiepunkte und das «In-sich-hinein-Lauschen» auf die Reaktion erkennt man die Funktionen und Abläufe besser, die unermüdlich für uns tätig sind.

Wichtig ist auch, dass man seine Körperhaltung laufend überprüft.

Blockaden sind in erster Linie durch ungesunde Lebensführung zustande gekommen.

Unsere sitzende und gebeugte Dauerhaltung, die beide der Natur direkt widersprechen, haben dazu wesentlich beigetragen. Nur dann, wenn man aufgerichtet steht und geht, kann der Lebensstrom den Körper ungestört durchfließen.

Überall dort, wo er stockt, kann man ihn mit dem Strömen stimulieren und zum Weiterfließen anregen.

Es geht bei den Prinzipien des japanischen Heilströmens weitaus weniger um eine Symptom-Bekämpfung bei Krankheiten als darum, den Körper gesund zu erhalten, Krankheiten gar nicht erst entstehen zu lassen.

Ein Körper, dessen Selbstheilkräfte ungestört wirken können, wird kaum krank werden.

Jedermann kann mit dem Heilströmen aktiv dazu beitragen, gesund zu werden und es auch bis ins hohe Alter zu bleiben. Eine laufende Steigerung der eigenen Vitalität gehört dazu.

Heilströmen als «erste Hilfe»

Bei allen Wehwehchen des Alltags oder bei kleinen Unfällen denke ich gleich an das Strömen als erste Maßnahme.

Das hat sich bestens in unserer Familie bewährt bei blutenden Wunden, die gestillt werden mussten, bei Prellungen, beim Verschlucken, bei einem steifen Hals. Bei Halsweh, Husten, Fieber, Verbrennungen, Bauchweh, Magenverstimmungen, Völlegefühl, Kopfschmerzen, Zahnschmerzen und Grippe. Ja, sogar bei Depressionen und schlechter Laune. Immer wende ich im Notfall erst einmal das Strömen an.

Dazu koche ich möglichst einen passenden Tee aus meiner Kräuterapotheke.

Zumeist stellt sich der Erfolg dieser Anwendungen schnell ein.

In meinem Leben ist das Strömen zur Hausapotheke der ersten Wahl geworden.

Kann ich auf die Schulmedizin verzichten?

Ich möchte klarstellen, dass mit dem Vorstellen des Strömens nicht die Segnungen von schulmedizinischen Anwendungen angezweifelt werden. Diese müssen selbstverständlich bei akuten Krankheiten voll in Anspruch genommen werden.

Man denke nur an die Möglichkeit der heutigen Operationstechniken. Auch gibt es gegen Krankheiten, die noch vor kurzer Zeit als unheilbar galten, inzwischen überaus wirksame Medikamente.

Durch unser allumfassendes Gesundheitssystem allerdings haben sich die Patienten angewöhnt, mit jeder Grippe, mit allen kleineren Gebrechen, bei jedem Unwohlsein sofort zum Arzt zu rennen.

Zu leicht wird mit «Kanonen auf Spatzen geschossen»,

ohne dass erst einmal die Mittel aus der Natur, die oftmals die gleiche Wirkung zeigen, zum Einsatz gebracht werden. So konnte es auch geschehen, dass durch leichtfertig verabreichte (Un-)Mengen von Antibiotika, die an sich segensreich wirken, reihenweise Resistenzen entstanden. Diese verhindern möglicherweise, dass Patienten in wirklichen Notfällen wirkungsvoll behandelt werden können. Besonders Antibiotika, aber auch andere Medikamente können die Darmschleimhäute und bestimmte Organe immens schädigen.

Viele der heutigen Zivilisationskrankheiten sind die Folge solcher Medikationen, die ursprünglich nicht zum Routinekonsum gedacht waren. Leider sind in der jetzigen Zeit zunehmend Medikamentenschädigungen zu beklagen.

Besonders deshalb muss darüber nachgedacht werden,
- ob der Arzt chemische Medizin einsetzen muss,
- wann er natürliche Mittel verschreibt oder empfiehlt oder
- wo wir uns bei kleineren Gesundheitsproblemen selbst helfen können.

Selbstanwendung

Ich kenne keine Heilmethode, die sich so wie das Heilströmen zur Selbstanwendung eignet. Immer und überall kann sie ausgeführt werden.

Das Berühren der Energiepunkte hilft dem ganzen Menschen. Es nimmt Einfluss auf der körperlichen Ebene, löst aber auch seelische Blockaden, klärt den Geist und verhilft zu besserem Denkvermögen.

Es ist notwendig, diese drei Ebenen des Menschseins zu erfassen, will man Heil-sein erzielen und Wohlbefinden immer mehr und noch mehr steigern.

Mit dem Strömen ist keine körperliche Anstrengung verbunden.

Jeder kann alle erforderlichen Übungen leicht ausführen. Die Energiepunkte, die schwer zu erreichen sind, finden ihre Entsprechung in Punkten, die an den Händen, auf der Körpervorderseite oder am Kopf liegen.

Die Finger kann man sich immer strömen, wenn man seine Hände frei hat, z. B. wenn man wartet, als Beifahrer im Auto oder beim Fernsehen.

Hat man erst einmal damit begonnen, sich immer und überall zu strömen, wächst das Bedürfnis, diese Anwendungen als Selbstverständnis in den Tagesablauf aufzunehmen.

In der Regel haben wir immer eine Hand oder die Finger frei. Was soll uns daran hindern, sie auf einen Energiepunkt zu legen und so für unser Wohlbefinden einzusetzen?

Geströmt werden durch andere

Es ist begrüßenswert, wenn es in einer Familie oder in einem Freundeskreis selbstverständlich ist, sich gegenseitig zu strömen.

Diese offensichtlich stattfindende Energieübertragung scheint noch bedeutend wirkungsvoller zu sein, als man es in der Selbstbehandlung zu erreichen vermag. Hinzu kommt ganz sicher noch die Hinwendung eines Menschen an den Kranken, die gut tut. Ich selbst habe, wenn wir uns in den Lehrgruppen gegenseitig strömten, oftmals Erfahrungen gemacht, die man bei der Eigenanwendung so nicht erlebt. Linderung setzte rascher ein, aber auch das seelische Erleben ist bei einer solchen Sitzung sehr intensiv. So habe ich mich nur anfangs über die innige Verbindung gewundert, die sich zu dem Ström-Partner aufbaut. Er «wächst» einem regelrecht ans Herz.

Oft sogar dann, wenn man den anderen anfangs nur widerwillig angenommen hatte. Durch das Strömen neigen sich die Menschen wieder stärker einander zu.

Hinzu kommt das gemeinsame Erleben der wachsenden Gesundheit und des «Sich-gut-Fühlens», das man dem anderen verdankt.

In unserer heutigen berührungsarmen Zeit lohnt es sich herauszufinden, wie viel man füreinander tun kann. Für mich ist eine solche Empfindung ziemlich neu, ich bin extrem berührungsscheu. Ich zucke schon zusammen, wenn jemand während eines lebhaften Gespräches nur auf meinen Arm fasst. Nun habe ich aber persönlich erlebt, wie gut es tut, wenn wir uns selbst, unsere Lieben oder aber ganz fremde Menschen behandeln oder diese uns strömen.

Deshalb meine ich, wir sollten es üben, einander so gut zu tun. Innerhalb einer Familie regeln sich so auf vornehmste Weise Geben und Nehmen. Man lernt es wieder, ohne Gegenleistungen annehmen zu können, und man gibt reinen Herzens, nur mit der Absicht zu helfen und dem anderen zu nützen. Wenn es sich bei dem Geschenk noch um ein kostbares Gut wie die Gesundheit handelt, kann das Geben und Nehmen nicht edler motiviert sein.

Die Schwingungen, die hier im Spiel sind, kann man auch Liebe nennen ...!

Wann kann ich mit (Heil-)Erfolgen rechnen?

Das ist so verschieden, wie auch die Menschen und ihre Konstitution verschieden sind.

Ich habe schon unzählige Male erlebt, dass sich auf der Stelle, sofort nach der ersten Behandlung, ein Erfolg einstellte.

Dies trifft insbesondere bei motorischen Störungen, bei jeder Art von Stau, bei Husten, bei Verschlucken, bei Fieber, Heuschnupfen, Kopfschmerzen, Zahnweh oder anderen Erkrankungen zu. Bei den meisten gesundheitlichen Defiziten hingegen benötigt man schon etwas Geduld, bevor sich deutliche Verbesserungen der Situation einstellen. Dies gilt ganz besonders für chronische Krankheiten.

Ich habe jedoch noch nie innerhalb der Jahre, in denen ich das Japanische Heilströmen anwende, erlebt, dass der Verlauf einer Krankheit sich nicht günstig beeinflussen, bessern oder gar heilen ließe.

Voraussetzung ist jedoch die Bereitschaft, täglich ein entsprechendes Ström-Programm zu absolvieren, um seine Selbstheilkräfte auf diese Weise zu unterstützen.

Warnen möchte ich jedoch vor einer übersteigerten Erwartungshaltung.

Die Energiepunkte sind nicht die «Anwendungsknöpfe», auf die man einfach drückt – und peng, die Beschwerden sind verschwunden. Auch dann, wenn Linderung gleich oder nach kurzer Zeit der Behandlung einsetzt, muss doch fleißig weitergeströmt werden, bis sich an der gesundheitlichen Grundsituation etwas entscheidend geändert hat.

Damit du genau sehen kannst, wie viel sich verbessert, schlage ich dir vor, dich hinzusetzen und eine Bilanz deines momentanen Energie- und Gesundheitsstatus anzufertigen. Schreibe dir dabei alles auf. Danach ist es angebracht, eine Strategie aufzustellen, damit du weißt, welchen Ström-Weg du täglich gehen kannst. Nach zwei Wochen schaust du dir an, wie deine Ausgangsposition sich darstellte.

Du wirst sehr erstaunt sein, wie sehr sie sich verbessert hat. Danach wird es dir leicht fallen, bei deinen Ström-Vorsätzen zu bleiben.

Erfolge stellen sich immer ein.
Manchmal spontan, manchmal benötigen sie einen längeren, geduldigen Einsatz.

Wie oft und wie lange kann ich strömen?

Sich selbst kann man so oft und so lange strömen, wie man mag. Das Strömen hat absolut keine negativen Nebenwirkungen. Es «lohnen sich» bereits wenige Minuten, wenn man kaum Zeit hat. Auch den Tag über, also zwischendurch, wirkt das Strömen eines oder mehrerer Energiepunkte belebend und heilend. Es kommt ganz darauf an, was man erreichen möchte.

Es empfiehlt sich die Mindestströmdauer von drei Minuten für jeden Griff oder Energiepunkt.

Wer allerdings ernsthaft krank ist und alle Möglichkeiten des Strömens durch die Selbstanwendung zur Wiederherstellung seiner Gesundheit nutzen möchte, sollte sich etwa alle 8 Stunden mit dem Zeiteinsatz von jeweils mindestens 45 Minuten strömen.

Wenn man einen anderen strömt, sollte eine Behandlung nicht länger als 60 Minuten dauern. Stimulierung wird eher behindert, wenn eine Dauereinwirkung durch andere erfolgt.

Anders verhält es sich, wenn es um einen Notfall geht, dafür gelten diese Empfehlungen nicht. In solchem Fall kann so lange geströmt werden, bis eine Besserung eintritt oder bis der Arzt eintrifft.

Ströme dich also bei jeder sich bietenden Gelegenheit. Strahlende Gesundheit und verbesserte Vitalität können der Lohn sein.

«ERSTVERSCHLIMMERUNG» NACH HEILSTRÖMBEHANDLUNGEN?

Während unserer Kurse, die ja manchmal über mehrere Tage hinweg stattfinden, klagen manche TeilnehmerInnen darüber, dass sich Beschwerden verschlimmern würden. Diese so genannte «Erstverschlimmerung» ist sogar als gutes Zeichen zu deuten.

Durch das Strömen entstehen niemals neue Krankheiten, es werden wohl aber Selbstheilkräfte mobilisiert. So kommt es manchmal zu heftigen Reaktionen, besonders bei chronischen Krankheiten, wenn Blockaden gelöst wurden und der Energiestrom im Körper wieder in die richtigen Bahnen geleitet wurde. Es ist jedenfalls wichtig, die Behandlung dann nicht zu unterbrechen. Im Laufe der nächsten Tage reduzieren sich die Beschwerden in der Regel deutlich, um schließlich gänzlich zu verschwinden.

Erstverschlimmerung ist zumeist ein positiver Hinweis darauf, dass Heilung eingeleitet werden konnte!

Wo befinden sich die Energiepunkte am Körper?

Ganz gewiss gibt es unzählige Punkte am Körper, die stimuliert werden können, um die Selbstheilkräfte des Körpers zu unterstützen.

Ich stelle hier nur diejenigen Punkte vor, deren Wirkung ich aus unterschiedlichen Anwendungen und diversen Quellen kenne. Diese sind auf 26 Energiepunkte beschränkt. Dazu nenne ich noch einige wirkungsvolle Nebenpunkte. Jeder Energiepunkt ist auf beiden Körperhälften zu finden, d. h. jeweils auf der rechten Körperseite und auf der linken Körperseite.

Wenn meine Seminarteilnehmer auf meine Anweisung hin an ihrem Körper auf die Suche gehen und nach den beschriebenen Schmerzzentren suchen, höre ich aus allen Ecken des Raumes ein Stöhnen und kleine Aufschreie. Besonders wenn sie den angegebenen Punkt nicht gleich selbst finden und ich dann zielsicher genau «ins Schwarze» treffe.

Dazu muss ich sagen, dass auch mir das durchaus nicht immer gelingt. Der Mensch ist schließlich keine Maschine, und die anatomischen Abmessungen gleichen einander nicht unbedingt. Interessant jedenfalls ist das Erstaunen der Teilnehmer meiner Gruppen. Sie stellen fest, wie weh die Zentren der meisten Energiepunkte tun, die sie selbst auf ihrem Körper finden, ohne sie vorher jemals bemerkt zu haben. Hier haben sich Blockaden aufbauen können, ohne dass man das Geringste davon geahnt hat. Ich mache den Test dafür immer gerne beim Energiepunkt 19a. Dieses ist der Allergiepunkt. Er schmerzt bei den allermeisten Menschen höllisch. Kein Wunder, dass man hier so leicht fündig wird.

Auch wenn sich noch keine deutlichen Symptome wie Allergien, Heuschnupfen, Hautprobleme, Asthma zeigen, sind die meisten unserer Mitbürger, besonders aber unsere Kinder, bereits allergisch belastet. Dies haben wir in allererster Linie den Umweltgiften und Lebensmittelzusätzen zu verdanken. Andere Energiepunkte, die nicht erwähnt sind, befinden sich überall im Körper, sind jedoch nicht so leicht zu erreichen, wie wir das für die Stimulierung durch das Strömen wünschen. Da können dann andere Techniken, wie Akupressur, Akupunktur oder bestimmte Massageanwendungen erfolgreicher eingesetzt werden.

Die schmerzenden Zentren der Energiepunkte zeigen dem Anwender deutlich, wo Blockaden den Energiefluss behindern.

Was ströme ich bei welchen Beschwerden?

Die unterschiedlichen Beschwerden haben ihre Ursachen oftmals in komplizierten Vernetzungen und Wechselwirkungen. Daraus erklärt sich, dass Heilwirkung über verschiedene Ströme oder Energiepunkte erwirkt werden kann. Um dir das Auffinden der wirkungsvollsten Ströme zu erleichtern, findest du am Ende dieses Buches ein Stichwortverzeichnis in alphabetischer Form. Dort kannst du direkt das passende Stichwort nachschlagen. Die Seitenzahlen weisen darauf hin, wo die passenden Punkte erwähnt sind.

Bitte lies in den verschiedenen Hinweisen nach und entscheide dich dann für den entsprechenden Strom oder Energiepunkt.

Wie erkenne ich, ob der Energiepunkt gefunden wurde?

Zunächst rate ich dir, die Zeichnungen und die dazugehörigen Erläuterungen genau zu studieren. Wenn du mit kräftigem Druck die bezeichnete Stelle abtastest, findest du den «Schmerzpunkt» ziemlich sicher. Und genau dieses Schmerzzentrum ist der gesuchte Punkt.

Wenn du unsicher bist und das Gefühl hast, es kämen mehrere Zonen in Betracht, dann verlasse dich auf deinen gesunden Menschenverstand und fange einfach irgendwo in der gesuchten Gegend an zu strömen. Dazu legst du einen Finger oder mehrere Finger auf die Schmerzstelle oder das vermutete Schmerzzentrum und lässt sie mit leichtem Druck für 3–5 Minuten darauf liegen.

In der Regel «antwortet» dir der Energiepunkt mit einem leichten Pulsen.

Diese Reaktion hat nichts mit deinem Puls zu tun, ist zumeist etwas langsamer. Sie zeigt dir vielmehr, dass ein Kontakt zu der gesuchten Schaltstelle zustande gekommen ist und eine Wirkung erwartet werden kann.

Wenn zwei Energiepunkte gemeinsam geströmt werden sollen, warte bitte, bis beide synchron pulsen. Tun sie das nicht, erhöhe den Druck auf der Stelle etwas, die weniger reagiert. Danach ströme noch etwa zwei Minuten.

Für einen Ström-Neuling stellt sich das erwartete Pulsieren nicht immer gleich spürbar ein.

Das hängt damit zusammen, dass Energiepunkte oftmals so stark blockiert sind, dass sie erst nach einer gewissen Zeit merklich reagieren.

So habe ich selbst auch sehr lange darauf warten müssen, bis ich gespürt habe, wie bei mir das Strömen z. B. am Energiepunkt 15 deutliche Resonanz zeigte. Heute setze ich nur meine Fingerspitzen in die Leistenbeuge und spüre sofort deutlich, wie die Ströme zu fließen beginnen. Im Laufe deiner Ström-Praxis fällt es dir zunehmend leichter, die Schmerzzentren der Energiepunkte zu «orten». Mit der wachsenden Routine finde ich z. B. bei mir und anderen heute ziemlich zielsicher die passende Region.

Du erreichst auch dann mit deinem Strömen eine erwünschte Stimulierung, wenn du das Schmerzzentrum verfehlst und keinerlei Reaktion verspürst. Die Wirkfläche eines Energiepunktes ist etwa 7 cm groß.

Optimale Ergebnisse lassen sich besonders in der Mitte der Wirkzone eines Energiepunktes erzielen.

An welcher Körperseite soll ich strömen?

Wenn keine speziellen Angaben dazu von mir gemacht worden sind, ist es ratsam, besonders die entsprechenden Energiepunkte oder den entsprechenden Organstrom auf der Körperseite zu strömen, auf der die Beschwerdezustände behoben werden sollen.

Manchmal jedoch hat man mit dem Strömen mehr Erfolg, wenn die andere Körperseite geströmt wird. Das hört sich paradox an, jedoch hat die Erfahrung gezeigt, dass man am besten beraten ist, wenn man sich selbst gut beobachtet und feststellt, aufgrund welcher Anwendung die stärkste Reaktion zu spüren ist.

Oftmals haben Blockaden ihre Ursache nicht an der vermuteten Körperstelle, sondern beruhen auf uns unbekannten Vernetzungen.

Wenn ich selbst unsicher bin, ströme ich immer beide Seiten und weiß dann, dass ich damit auf jeden Fall die Wirkmöglichkeiten abgedeckt habe.

In nachfolgenden Ström-Anleitungen gebe ich oftmals Empfehlungen zur Körperseite (siehe Zeichenerklärung Seite 55).

Welchen Finger verwende ich zum Strömen?

Grundsätzlich kannst du mit allen Teilen deiner Hand strömen. Du kannst die flache Hand benutzen, den Handrücken, den Daumen, alle Finger zusammen oder einzelne Finger. Ich selbst verwende oft den Zeigefinger.

Am wirkungsvollsten allerdings strömt man mit dem Mittelfinger.

Er stellt die äußerste Spitze der Hand dar. Über dieser Spitze bündeln sich die Energien am stärksten.

Aber auch der Daumen hat eine besondere Kraft, stellt er für die Hand doch die ableitende Energie dar.

Ob Mittelfinger oder Daumen, mit diesen beiden Fingern kann die effektvollste Einwirkung erzielt, können die Blockaden am leichtesten gelöst werden. Aber auch mit Hilfe der anderen Finger ist eine gute Heilwirkung zu erreichen. Sogar die Handfläche oder der Handrücken kann erfolgreich aufgelegt werden. Auch mit der Faust oder allen Fingerspitzen zusammen ist effizientes Strömen möglich.

Besonders energiegebend wirkt es, wenn z. B. die beiden Knie fest aneinander gelegt werden (Energiepunkte 1). Es macht Sinn, die Entscheidung dafür danach zu treffen, wo man sich gerade befindet. Strömt man sich während einer Arbeit und ist man von anderen Menschen umgeben, wählt man sicher die Methode, die sich am unauffälligsten durchführen lässt.

Die eigene Bequemlichkeit dürfte sicher auch eine Rolle spielen, wenn ich mir überlege, welche Stellung ich zum Strömen einnehmen will und wie ich das Strömen ausführe.

An welchem Ort ströme ich am besten?

Wichtig ist der Entschluss, sich überhaupt zu strömen. Da ich mich nur zu gut kenne, habe ich den jeweiligen Ort und den Zeitpunkt des Strömens nicht dem Zufall überlassen.

Ich bin ein begeisterter Fernsehgucker. So absolviere ich allabendlich, wenn ich den Fernseher einschalte, erst einmal meine Körperübungen, die ich mir verschrieben habe, mache es mir dann auf meinem Sofa bequem und beginne gleich mit dem Strömen.

Dazu gehört, dass ich immer erst mit dem Strömen des Mittelstromes beginne. Danach entscheide ich mich dann für einen Organstrom, je nach Befindlichkeit. Oder ich ströme einzelne Energiepunkte. Ob ich dabei stehe, liege oder sitze, hängt ganz von meinen jeweiligen Möglichkeiten ab.

Bevor ich das Strömen für mich verinnerlicht hatte, habe ich immer und überall, wo ich saß, telefonierte oder warten musste, einfach die Fingerspitzen für eine Weile auf einen Energiepunkt gelegt.

Als ich das Strömen kennen lernte, absolvierte ich gerade eine Heilpraktikerausbildung. Diese erstreckte sich auf jeweils etwa drei Lehrstunden hintereinander. Während dieser Zeit strömte ich alle Energiepunkte durch, die ich unauffällig erreichen konnte, ohne alle Blicke auf mich zu ziehen. Für die Punkte, die z. B. auf der Rückenseite des Körpers liegen, strömte ich die Entsprechungen auf der Vorderseite.

Auch die Finger ließen sich problemlos einbeziehen. Niemals hat jemand etwas gemerkt. Die Folge meiner Bemühungen war, dass ich, sonst abends immer todmüde, nun tatsächlich hellwach den Ausführungen meines Dozenten folgen konnte. Der lange Heimweg von nahezu $1\,^{1}/_{2}$ Stunden von Frankfurt in den Vogelsberg fiel mir dann gar nicht mehr schwer.

Heute ströme ich mich, wo ich gehe und stehe.

Diese Anwendungen gehören einfach mit zu meinem Leben und dienen der täglichen «Instandhaltung und Wartung» meiner Gesundheit und meines Wohlbefindens.

Wie bette ich einen anderen, den ich strömen will?

Alle Ströme sind so zusammengestellt, dass der «Patient» während des Strömens auf dem Rücken liegt und ich alle Energiepunkte erreichen kann, ohne dass er sich umdrehen muss.

Am besten eignet sich dafür eine Massagebank, sodass ich dabei an seiner Seite sitzen kann.

Auch ein großer Tisch ist möglich. Diesen polstere ich mit einer Auflage, Decken oder Kissen, damit der zu Behandelnde auch nach längerer Zeit noch gut liegt. Auf die Polsterung lege ich ein glattes Laken. Wenn ich die Rückenpunkte ströme, kann ich unterhalb des Lakens meine Hand hin- und herbewegen, ohne dass mein Klient sich bewegen muss.

Ich sorge dafür, dass keine Störung durch eintretende Personen erfolgen kann und kein Telefon klingelt.

Wir beide, Patient und ich, sind still nur auf die Energiepunkte und ihre Reaktion konzentriert.

Wie strömt man Kinder?

Kranke Kinder lassen sich meist sehr gerne strömen, da sie sich durch die fließenden Energien beruhigt und ausgeglichen fühlen.

Schwieriger wird es schon bei einem unruhigen und quicklebendigen Kind. Damit es kurzzeitig einigermaßen stillhält, sollte man ruhig in die «Trickkiste» greifen. Ich persönlich erzähle in einem solchen Fall gerne eine Geschichte. Solange ich spreche, hält das Kind, das ich vor mich hingesetzt oder gebettet habe, auch ganz still. Zur Not kann man zusammen fernsehen, ein Bilderbuch ansehen oder malen.

In der Regel sollte ein Kind nicht länger als 20 Minuten geströmt werden.

In der Praxis hat sich ohnehin erwiesen, dass ein Kind, ja sogar ein Baby sich wegdreht, wenn es genügend Energien empfangen hat.

Ich selbst liebe es, die Energiepunkte von Kindern zu strömen. Kinder öffnen sich immer gleich vertrauensvoll. Sie haben keine Vorbehalte, kein Misstrauen und keine Zweifel. Die meisten Blockaden lassen sich ganz schnell auflösen. Dadurch kommt es oftmals sehr rasch zu gesundheitlichen Verbesserungen. Und nichts motiviert schließlich so sehr wie der Erfolg …!

Beim Strömen entsteht eine ganz besonders innige Beziehung zwischen dem Kind und dem Behandler.

Kann man auch Tieren mit dem Strömen helfen?

Aber gewiss. Tiere lieben es, wenn sie geströmt werden. Ganz augenscheinlich genießen sie die fließende Energie.

Die passenden Energiepunkte befinden sich an anatomisch ähnlichen Stellen wie beim Menschen. Erfolge sind dem Vernehmen nach gut. Ich selbst habe unseren Hunden und der Katze nur gelegentlich einen Punkt geströmt, um zu sehen, wie sie reagieren. Wenn jemand unter den LeserInnen Erfahrungen mit dem Strömen von Tieren bei bestimmten Krankheiten macht, dann würde ich mich über einen Bericht sehr freuen.

Ich habe gehört, dass man sogar Pferde für ein Rennen optimal vorbereiten kann, indem man ihnen den Mittelstrom strömt. Dies kann ich insofern nachvollziehen, da ja auch ein Sportler nach dem Strömen des Mittelstroms mehr Energie und Elastizität zur Verfügung hat. Nach eigener Erfahrung «aalen» sich Katzen regelrecht im Energiestrom, wenn man sie beidseitig mit der Handfläche strömt.

Das japanische Heilströmen hat viele Anwendungsgebiete, die erst noch erforscht werden müssen. Die Anwendung bei Tieren gehört ganz sicher dazu.

Therapeutisches Strömen

Ich habe die Empfehlung in meinem Buch so einfach gehalten, dass sie von jedermann sogleich angewandt werden kann.

Bewusst jedoch habe ich meinen eigenen Erfahrungen auch Berichte angefügt, die mir ein befreundeter Therapeut, der leider nicht mehr praktiziert, zur Verfügung gestellt hat. Die von ihm angewandten Methoden unterscheiden sich von den Selbsthilfeempfehlungen durchaus.

Wegen ihrer Kompliziertheit z. T. und wegen der Notwendigkeit, verschiedene Ströme miteinander zu kombinieren, habe ich darauf verzichtet, sie hier in meinem Buch genauer zu beschreiben. Auch deshalb, da manche dazu notwendigen Energiepunkte für den Selbstanwender nicht so gut zu erreichen sind.

Dafür habe ich statt der von dem Therapeuten in seiner Praxis angewandten Ströme in Absprache mit ihm jeweils einen leichter auszuführenden Selbsthilfestrom beschrieben. Es ist mir ein Anliegen zu betonen, dass jedermann mit dem Strömen zwar eine deutliche gesundheitliche Verbesserung erreichen kann. Einem Kranken jedoch, der heilkundliche Einwirkung braucht, empfehle ich auf jeden Fall dringend, die Hilfe eines erfahrenen Therapeuten in Anspruch zu nehmen. Da Behandlungen durch einen anderen Menschen generell stärker wirken und ein Therapeut gezielt arbeiten kann, ist mit weit besseren Erfolgen, als es die Selbstbehandlung zuwege bringt, zu rechnen.

Bei der Behandlung einer ernsthaften Erkrankung ist ein tiefes Wissen über anatomische, seelische und geistige Zusammenhänge erforderlich. Die Strömmuster, die einen Körper durchziehen, können durch einen Therapeuten systematisch angesprochen werden.

Auf diese Weise kann es zu den erstaunlichen Heilerfolgen kommen, die die Wirkmöglichkeiten der Selbstanwendung oftmals weit übertreffen.

Der Beruf des Therapeuten setzt viel medizinische Kenntnisse und großes Fachwissen voraus.

Mein Buch vermittelt lediglich die Möglichkeiten der Selbstanwendung.

Therapie-Anweisungen für berufliche Anwender können hieraus nicht entnommen werden. Dazu hatte ich ein kurioses Erlebnis. Eine Teilnehmerin eines unserer Selbsthilfeseminare rief einige Wochen später in unserem Büro an und fragte uns nach einigen Behandlungsmöglichkeiten für bestimmte Krankheiten. Sie hatte sich mit dem japanischen Heilströmen «selbständig» gemacht und auch bereits eine Anzahl von Patienten geströmt.

Wir waren sehr verdutzt, denn immer wieder betonen wir, dass es sich hier um ein Selbsthilfeprogramm handelt, mit dem man lediglich bei sich und seinen Lieben die Selbstheilkräfte aktivieren und unterstützen kann.

Professionelles Anwenden muss ausschließlich Heilpraktikern oder Ärzten, die sich der Naturheilkunde verschrieben haben, sowie speziellen Therapeuten vorbehalten bleiben.

Ich wiederhole mich

Leider ist das nicht ganz zu vermeiden. Die eine oder andere Erläuterung gehört einfach in die unterschiedlichen Passagen.

So kann es passieren, dass du auch grundsätzliche Erklärungen mehrfach lesen musst. Aber ich denke, das kann nicht schaden, denn schließlich wissen wir: «Ständige Wiederholung gibt Programm.»

Die Dinge, die dir doppelt begegnen, prägen sich dir sicher auch doppelt so gut ein.

Deine persönlichen Erfahrungen sind mir wichtig

Vielleicht magst du mir schreiben, welche Erfahrungen du mit dem Strömen machen konntest. Bei dir selbst oder in der Anwendung bei deinen Lieben.

Ich stelle gemeinsam mit einem erfahreren Therapeuten ein weiteres Sachbuch über Heilströmen zusammen, das auch Heilpraktikern und Schulmedizinern zugänglich gemacht wird. Auch besonders interessierte Laien, die bereits über Grundwissen verfügen, sollen davon profitieren.

Gerne würde ich darin auch weitere Berichte von Selbstanwendern veröffentlichen.

Es ist mir ein Anliegen, dass ein so kostbares Wissen nicht nur wenigen Eingeweihten vorbehalten ist, sondern wieder das wird, was es in seinem Ursprung war:

wichtiges Heilwissen, das uns allen gehört!

Die 26 Energiepunkte und ihre Nebenpunkte

26 Energiepunkte und ihre Nebenpunkte

Beim Japanischen Heilströmen geht man davon aus, dass sich auf jeder Körperseite 26 Energiepunkte befinden. Zu ihrer Ergänzung nenne ich noch einige wirkungsvolle Nebenpunkte.

Auf der folgenden Doppelseite findest du eine Gesamtübersicht aller Energiepunkte.

Die detaillierte Lage eines jeden Energiepunktes ist bei den Einzelbeschreibungen erklärt (siehe Seite 58–119).

Zusätzlich können die Griffe des Mittelstroms angewandt werden (siehe Seite 146/147).

In nachfolgenden Ström-Anleitungen gebe ich oftmals Empfehlungen zur Körperseite (siehe Zeichenerklärung).

Generell empfehle ich für jeden Griff/Energiepunkt eine Strömzeit von mindestens drei Minuten. Die Strömdauer kann individuell verlängert werden.

Einige Punkte kannst du eventuell schlecht erreichen. Hierfür sind Ersatzpunkte angegeben.

Die besten Ergebnisse bei dieser natürlichen Heilmethode erzielst du, wenn beim Strömen genau das Energiezentrum mit sanftem Druck berührt wird. Dieses befindet sich in der Mitte des Energiepunktes, der als Gesamtzone etwa 7 cm im Durchschnitt misst. Das Energiezentrum reagiert auf Druck zumeist recht schmerzhaft.

Statt aber krampfhaft diesen Schmerzpunkt zu suchen, rate ich dir, lieber entspannt zu bleiben und genau dort mit dem Strömen zu beginnen, wo du das Wirkzentrum vermutest.

Je entspannter du das Strömen angehst, desto besser fließt die Heilenergie.

Sanfte Entsprechung zum Energiepunkt

Zusätzlich zu jedem Energiepunkt findest du eine so genannte «sanfte Entsprechung». Dabei handelt es sich um einen Strom, der rasch und unkompliziert während des Alltagsgeschehens angewandt werden kann. Auch dann, wenn man sich inmitten von Menschen befindet. Dieser Kurzgriff benötigt eine etwas längere Einwirkzeit und ein bisschen mehr Geduld, ist aber ebenfalls überraschend wirkungsvoll.

ZEICHENERKLÄRUNG:

○ = *linke Körperseite*
● = *rechte Körperseite*
◐ = *rechte oder linke Körperseite*

Gesamtübersicht der Energiepunkte

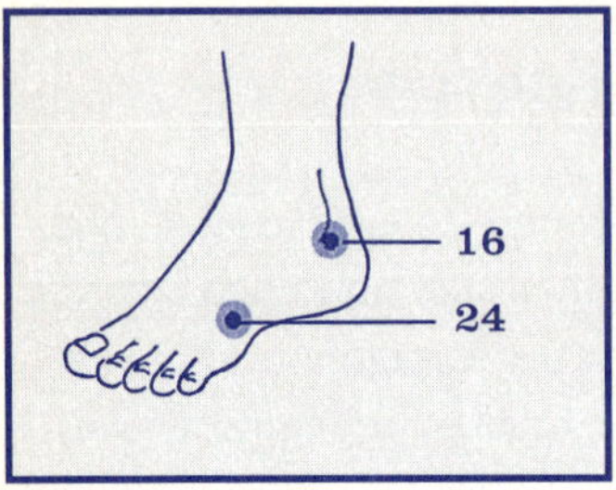

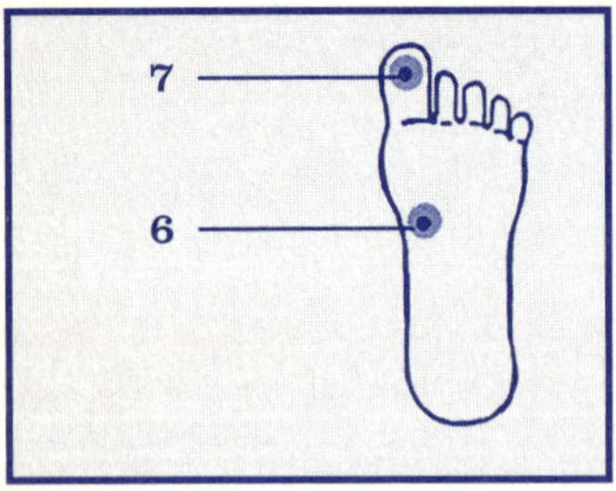

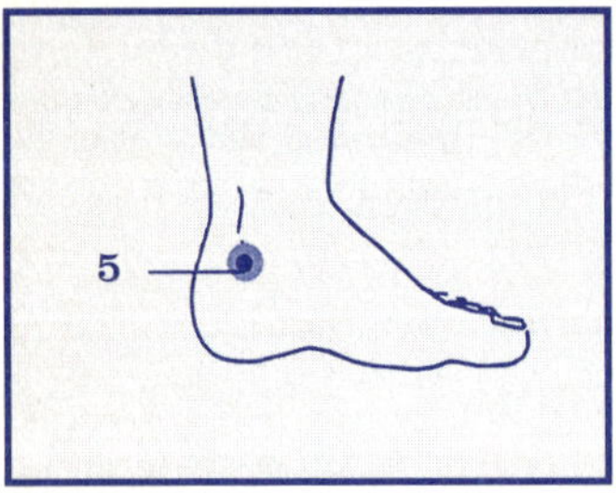

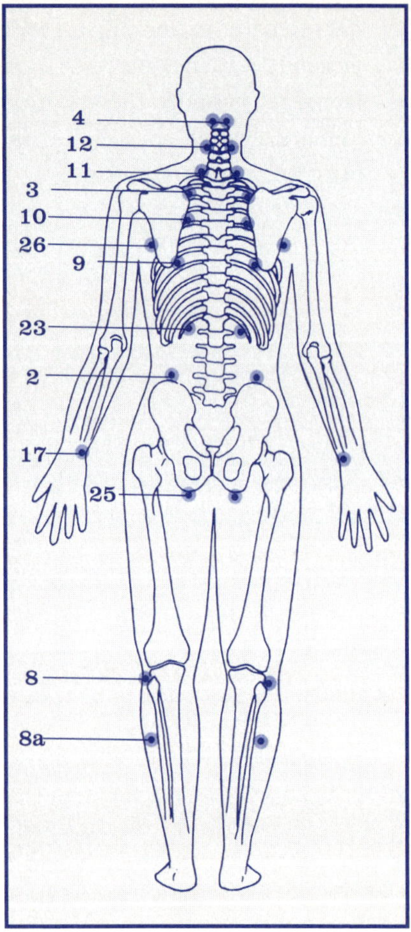

Handhabung des «japanischen Heilströmens»

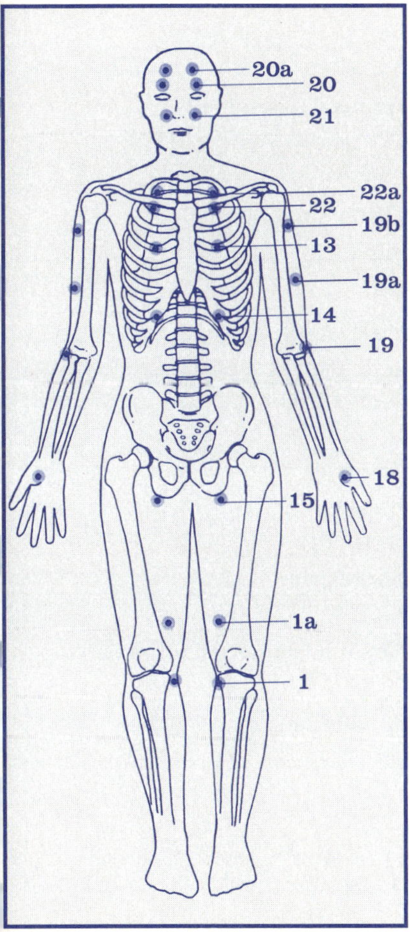

Was ströme ich?

EP = Energiepunkte (s. Skizze),
Hände, Finger, Zehen,
Griffe (s. Erläuterung)

Welche Körperseite ströme ich?

Bitte detaillierter Anleitung folgen:

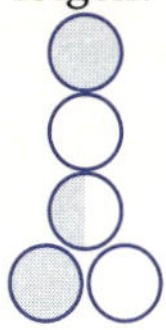

= rechte Körperseite
= linke Körperseite
= re. oder li. Körperseite
= beide Seiten gleichzeitig

Wie ströme ich?

Energiepunkt: mit Fingerspitze/n oder Handfläche/n

Finger: mit der anderen Hand umschließen

Zehe: mit 2–3 Fingern

Griffe: wie beschrieben

Wie lange ströme ich?

Mindestens drei Minuten je Punkt/Griff
(individuell zu verlängern)

ENERGIEPUNKT 1: *Einheit*

Der wichtigste Verbindungspunkt von oben nach unten. Wenn man unsicher ist, welchen Energiepunkt man strömen soll, kann dieser als wichtigster Ström-Punkt behandelt werden, da hier alle tieferen Verspannungen erreicht werden.

- Hilft der gesamten Vorderseite
- Hilft bei Kopfschmerzen, wenn sie aus «übertriebenem Wollen» herrühren
- Hilft bei Kopfschmerzen, wenn sie aus «kreisenden Gedanken» herrühren
- Lindert Bauchbeschwerden
- Lindert Atmungsprobleme, hilft beim Ausatmen
- Hilft bei Verdauungsschwierigkeiten
- Löst Blockaden in der Körpermitte
- Hilft, aktiv zu sein, wenn man morgens schlecht aus dem Bett kommt
- Hilft, wenn man nicht «in die Gänge» kommt
- Ist sehr hilfreich bei Nervosität
- Hilft, seelische Grenzen zu überwinden
- Hilft, geistige Grenzen zu überwinden
- Hilft, körperliche Grenzen zu überwinden
- Hilft, materielle Grenzen zu überwinden
- Hilft aber auch, sich abzugrenzen
- Hilft intellektuellen Menschen, Kopf und Körper zu verbinden
- Vorurteile werden gelöst
- Hilft, insgesamt «loszulassen», auch die Sorgen
- Hilft, sich frei zu fühlen
- Hilft, sich geborgen zu fühlen
- Hilft dabei, in sich zu ruhen
- Hilft gegen Hunger
- Hilfreich zur Gewichtsreduktion

- Hilft gegen Schuppenflechte

- Spektakulär hilft dieser Punkt meist sofort, wenn man sich verschluckt hat (am besten beide EP 1 halten)

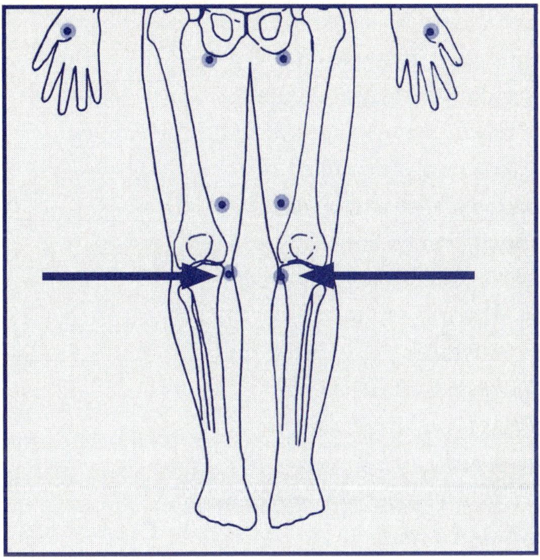

LAGE:

Inneres Kniegelenk, Mitte, oftmals auf dem «Polster»

SANFTE ENTSPRECHUNG:

Daumen

Energiepunkt 1a: *Nebenpunkt*

Der Energiepunkt 1a ist ein Nebenpunkt mit der Bedeutung des EP 1.
Hier wird Regeneration, in seelischer und in optischer Hinsicht, wirkungsvoll unterstützt.
Eine besonders gute Wirkung wird erzielt, wenn beide Hände über Kreuz auf die beiden Punkte gelegt werden.

- Hilft der Haut (Schönheitspunkt)
- Wirkt bei akuten Magenschmerzen (z. B. direkt nach dem Essen)
- Wirkt bei Problemen mit der Milz und der Bauchspeicheldrüse
- Hilft bei Gier auf Süßes
- Hilft bei Müdigkeit nach dem Essen
- Entspannt Becken und Unterbauch
- Löst Blähungen auf
- Löst Atembeschwerden auf, die mit Blähungen zusammenhängen
- Hilfreich zur Gewichtsreduktion
- Hilft bei Menstruationsbeschwerden
- Kann eine wichtige Rolle bei der Geburtshilfe spielen, entspannt die Muskeln dabei
- Ist bestens geeignet, die Gewichtskontrolle zu unterstützen
- Strafft das Bindegewebe
- Glättet die Haut und fördert die Schönheit
- Bei Nervosität ist es ratsam, diese Region oft zu strömen
- Macht angenehm für andere Menschen

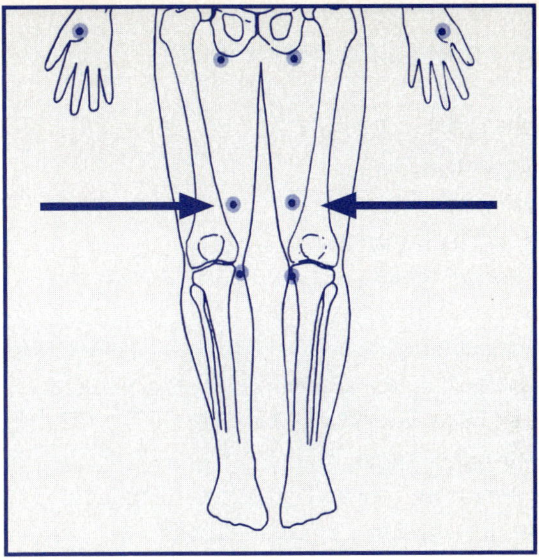

Lage:

Eine Handbreit höher als EP 1 auf der Innenseite des Oberschenkels

Sanfte Entsprechung:

Daumen

ENERGIEPUNKT 2: *Quelle der Lebenskraft*

Hilft anzuerkennen, was ist.

- Hilft der Körperrückseite
- Bei Rückenschmerzen
- Hält Körper und Rücken gerade
- Wirkt lindernd bei Ischias
- Hilft dem Verdauungstrakt
- Wirkt vorbeugend und lindernd bei Erkältungen und Grippe (stimuliert die Bildung von körpereigenem Antibiotikum)
- Löst Blockaden in der hinteren Körpermitte
- Stärkt und wärmt die Beine
- Lässt die Energie aufsteigen und vitalisiert alle Organe
- Hilft bei Energiemangel und gegen Müdigkeit
- Hilft gegen Frieren im Bett
- Gibt sehr viel Kraft (für Körper und Seele)
- Hilft anzunehmen, was ist (akzeptieren)
- Hilft anzunehmen (Nahrung, Liebe etc.)
- Hilft, uns selbst annehmen zu können
- Verhilft zu Weisheit
- Hilft empfangen: Ideen, Inspiration, Vitalität, Nahrung
- Hilft, besser einatmen zu können
- Hilft bei Hüftschmerzen

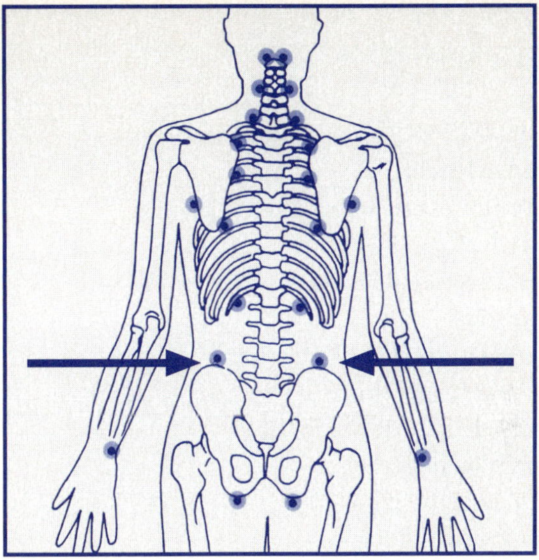

Lage:

Auf dem Hüftkamm (Spitze der Hüfte), seitlich der Wirbelsäule

Sanfte Entsprechung:

Ringfinger

Energiepunkt 3: *Eingang*

Bringt Geist und Seele in Harmonie, macht stark bei großer Verletzbarkeit.
Krankheitserreger und ansteckende Krankheiten können nicht wirken.

- Bei allen Erkältungskrankheiten, Grippe und Fieber
- Hilft bei Bronchitis
- Hilft bei Verschleimung
- Der Hauptpunkt für die Lunge
- Hilft bei Halsweh
- Stärkt das Immunsystem
- Hilft der Verdauung
- Wirkt gegen Tumorbildung
- Stärkt das Lymphsystem
- Lindert Schulter- und Nackenbeschwerden
- Kann bei Daumenschmerzen und kraftlosem Daumen eingesetzt werden
- Die Schilddrüse wird gestärkt
- Stärkt Verständnis für andere Menschen
- Schützt vor Verletzungen geistiger und körperlicher Art
- Hilft dabei, dass Schlechtes gleich wieder ausgeschieden und nichts festgehalten wird
- Beleidigungen treffen nicht

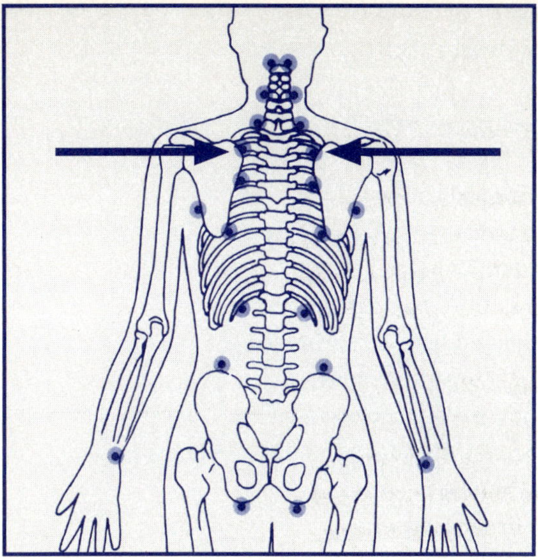

Lage:

Neben der Schulterblattspitze innen, Höhe 3. Brustwirbel

Sanfte Entsprechung:

Mittelfinger

ENERGIEPUNKT 4: *Intelligenz*

Hilft dem Menschen, seinen Platz und seine Wurzeln zu finden.

- Hilft den Augen allgemein
- Löst Spannungen in den Augen, belebt müde Augen
- Hilft bei Nasenbluten
- Wird angewandt bei Mandelentzündungen
- Hilft bei Nebenhöhlen-Entzündungen
- Hilft bei Herzklappenstörungen
- Wird bei Seitenstechen angewandt
- Hilft bei Bewusstlosigkeit/Ohnmacht (bei Koma lang anhaltend strömen)
- Hilft bei Gehirnerschütterung
- Wirkt stärkend bei Konzentrationsschwäche
- Hilft bei Kollaps
- Beseitigt Narkosefolgen
- Wirkt insgesamt beruhigend
- Hilft bei Schilddrüsenproblemen
- Lindert Kopfschmerzen am Hinterhaupt
- Hilft dabei, Prägungen zu lösen, die aus den ersten Lebensjahren stammen
- Hilft bei der Geburt und beim Sterben
- Belebt bei Müdigkeit
- Hilft Beckenschiefstand zu korrigieren
- Der linke EP 4 hilft der rechten Hand und umgekehrt
- Hilft bei müden, schweren Beinen
- Hilft bei Bewegungsproblemen
- Lähmungen rechts können mit linkem EP 4 behandelt werden und umgekehrt
- Hilft bei Leberproblemen
- Hilft bei Blasenproblemen

- Löst Entwicklungsblockaden
- Hilft dem inneren Kind, sich zu entwickeln
- Hilft dem Menschen, zu seiner Bestimmung und zu seinen Talenten zu finden
- Stärkt das Erinnerungsvermögen

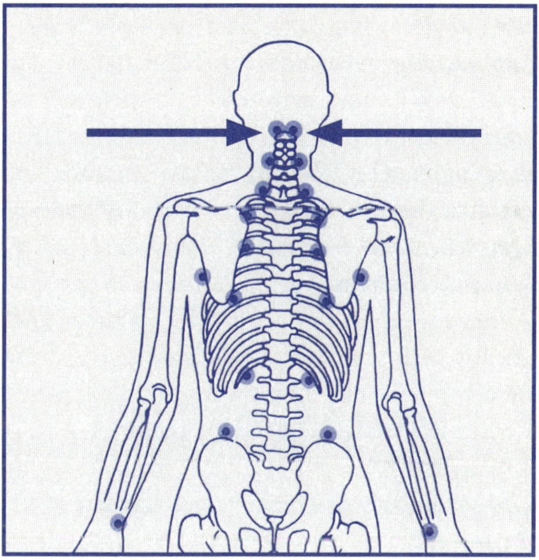

LAGE:
Schädelbasis, unter der Hinterhauptschuppe, zwischen Ohrwulst und Schädelbasis in der Grube. Oft auf dem Muskel neben der Wirbelsäule.

SANFTE ENTSPRECHUNG:
Ringfinger

ENERGIEPUNKT 5: *Regeneration*

Erneuerung und Umwandlung auf allen Ebenen.

- Wirkt positiv für den gesamten Brustkorb
- Wirkt positiv auf den Rücken
- Hilft der Hüfte
- Linker EP 5 hilft dem rechten Oberbauch (Leber, Galle)
- Rechter EP 5 hilft dem linken Oberbauch (Milz, Bauchspeicheldrüse)
- Wird oftmals erfolgreich bei jeder Art von Rückenverletzungen eingesetzt
- Kann Gehörprobleme lindern
- Ist wichtig für den Stoffwechsel
- Gibt Energie
- Wirkt sich gut auf das psychische Wohlbefinden aus
- Löst im seelischen Bereich die Angst vor dem Unbekannten
- Hilft, das Alte abzulegen und das Neue anzunehmen
- Wirkt gegen Existenzangst
- Kann helfen, wenn die Nahrung nicht aufgeschlossen werden kann

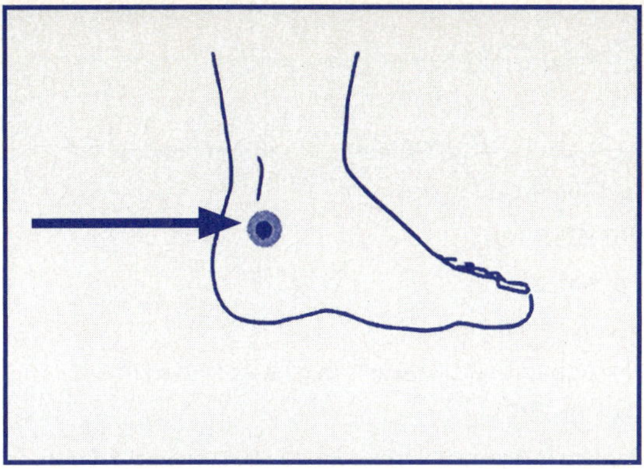

LAGE:

Fußinnenseite in der Mulde, etwa in der Mitte zwischen Knöchel und Fersenrand nach hinten zu

SANFTE ENTSPRECHUNG:

Zeigefinger

Energiepunkt 6: *Balance*

Ist die Verbindung zwischen Körper, Geist und Seele.

- Hilft dem Stoffwechsel
- Ist wichtig für die Niere
- Lindert Ohrprobleme
- Wirkt als Chiropraktiker
- Kann Bandscheibenvorfall lindern (vor allem im Verein mit dem Leberstrom)
- In seelischer Hinsicht unterstützt er das Urteilsvermögen
- Wirkt gegen alle Arten von Gleichgewichtsstörungen
- Sollte geströmt werden bei Beckenschiefstand
- Hilft bei Wirbelsäulenverkrümmungen
- Hilft bei ausgerenkten Wirbeln und Gelenken
- Hilft dem außer Balance geratenen Knochengerüst, auf sanfte Weise in Harmonie zu kommen
- Die rechte Hand auf den rechten EP 6 gelegt, hilft dem Brustkorb innen
- Die linke Hand auf den linken EP 6 gelegt, hilft dem Brustkorb außen
- Die rechte Hand auf den rechten EP 6 gelegt, hilft bei Introvertiertheit
- Die linke Hand auf den linken EP 6 gelegt, hilft bei übermäßiger Extrovertiertheit
- Hilft, den Intellekt zu steigern
- Hilft, das Urteilsvermögen zu schärfen

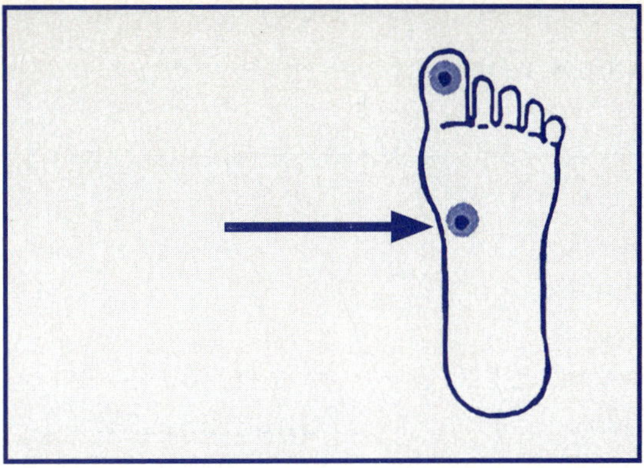

Lage:

Unter der Fußsohle, zwei Finger unterhalb des Großzeh-Ballens etwas nach außen, auf der Linie des großen Zehs

Sanfte Entsprechung:

Mittelfinger

ENERGIEPUNKT 7: *Reinigung*

Unterstützung zur grundlegenden Erneuerung, Reinigung, Entgiftung.

- Hilft der Brust
- Hilft der Verdauung
- Hilft dem Rücken
- Hilft den Beinen
- Hilft der Hüfte
- Hilft bei allen lebensbedrohlichen Situationen
- Entspannt
- Hilft, Geist und Körper zu reinigen
- Hilft bei der Entgiftung
- Regeneriert Atemabläufe
- Hilft der Hypophyse bei der Hormonsteuerung
- Wirkt regulierend bei epileptischen Anfällen
- Hilft bei Atemproblemen, Atemnot, Asthmaanfall
- Macht den Kopf frei
- Stärkt die Leber
- Stärkt den Magen

- Kopfschmerzen im vorderen Bereich werden hier wirkungsvoll gelindert (besonders im Verein mit EP 16 und EP 5)

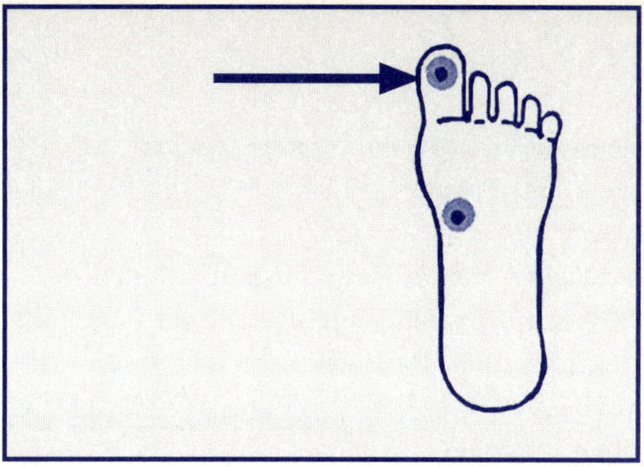

Lage:

Unter der großen Zehe in Höhe des Nagelbettes

Sanfte Entsprechung:

Ringfinger

ENERGIEPUNKT 8: *Stärke*

Hilft anzunehmen und loszulassen auf körperlicher, seelischer und geistiger Ebene.

- Hilft dem Becken
- Unterstützt Aufnahme und Ausscheidungsfunktionen
- Hilft bei Durchfall (rechte Hand auf linken EP 8)
- Hilft bei Verstopfung (linke Hand auf rechten EP 8)
- Löst Muskelprobleme
- Entspannt Muskelkrämpfe
- Hilft bei der Entspannung der Muskeln allgemein
- Hilft dem Rektum
- Lindert Hämorrhoiden
- Hilft dem Schlüsselbein auf der gegenüberliegenden Körperseite
- Wird eingesetzt bei Polypen
- Ist hilfreich bei Narben
- Hilft bei Verwachsungen aller Art
- Wichtig für die Geschlechtsorgane
- Wirkt gegen Schlaflosigkeit bei kreisenden Gedanken
- Gibt inneren Frieden
- Dieser Energiepunkt ist das Heizungsprinzip
- Kann helfen, den Körper zu erwärmen (linke Hand auf rechten EP 8)
- Kann helfen, den Körper abzukühlen (rechte Hand auf linken EP 8)
- Kann Fieber senken
- Hilft bei Neurodermitis (beide EP über Kreuz strömen)

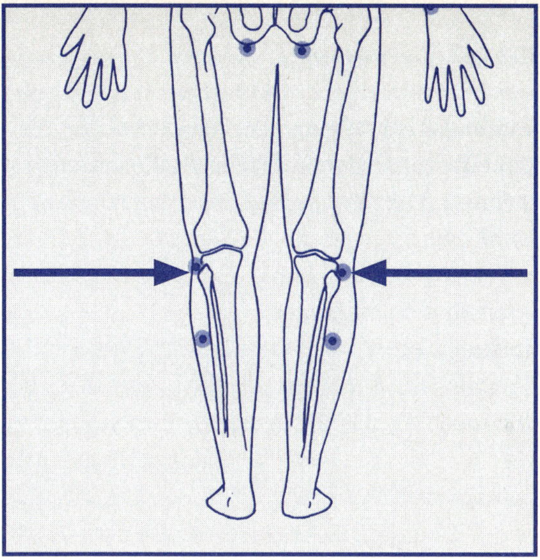

Lage:

Kniegelenk Rückseite (Kniekehle), auf der seitlichen Sehne nach außen hin

Sanfte Entsprechung:

Zeigefinger

Energiepunkt 8a: *Nebenpunkt*

Der Energiepunkt 8a ist ein Nebenpunkt des EP 8.

- Der Strömpunkt für entzündete Fußballen (Hallux valgus)
- Hilft bei Problemen in der Mundhöhle (mit EP 9 oder EP 19)
- Hilft bei Problemen des Zahnfleisches
- Hilft bei Problemen mit den Zähnen
- Lindert Zahnschmerzen

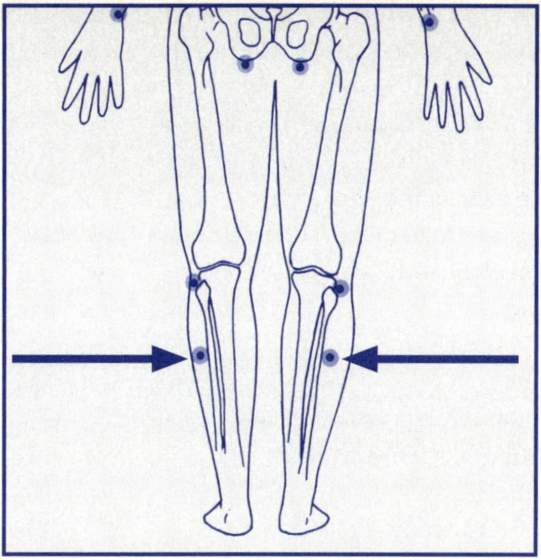

LAGE:

Eine Handbreit tiefer als EP 8, auf gleicher Linie, direkt seitlich auf dem Wadenmuskel

SANFTE ENTSPRECHUNG:

Zeigefinger

ENERGIEPUNKT 9: *Ende und Neuanfang*

Dieser Energiepunkt hilft, sich zu befreien und vorwärts zu gehen.

Bequemer Punkt zur Selbstbehandlung:
EP 19 auf der gleichen oder EP 14 auf der anderen Körperseite.

- Hilft bei allen Problemen der Brustregion
- Hilft der Lunge
- Hilft dem Dickdarm
- Hilft den Beinen
- Löst Verspannungen im unteren Rücken
- Wird bei Hüftproblemen angewandt
- Hilft der Atmung
- Hilft, alte Verletzungen loszulassen
- Hilft, wenn man einen lange zurückliegenden Todesfall nicht überwinden kann
- Wird angewandt, wenn man nicht «vorwärts gehen kann» (konkret u. im übertragenen Sinn)
- Bei Lähmungen
- Hilft, den Blutdruck auszugleichen
- Regeneriert bei Arteriosklerose
- Hilft bei Problemen mit dem Kiefer
- Hilft bei Problemen mit den Füßen
- Hilft bei Hühneraugen
- Hilft bei Hornhaut
- Wirkt bei Verstauchungen
- Hilft bei Fersensporn
- Lindert geschwollene Ballen (Hallux valgus)
- Wirkt heilend und regenerierend bei Beinproblemen
- Wirkt lösend, wenn sich die Nahrung im Darm nicht weiterbewegt
- Hilft bei Blähungen

- Der rechte EP 9 wirkt auf Leber, Galle und Magen
- Der linke EP 9 wirkt auf Milz, Magen und Bauchspeicheldrüse
- Hilft den Nasennebenhöhlen
- Dieser Punkt kann geströmt werden, wenn Kinder scheinbar grundlos weinen

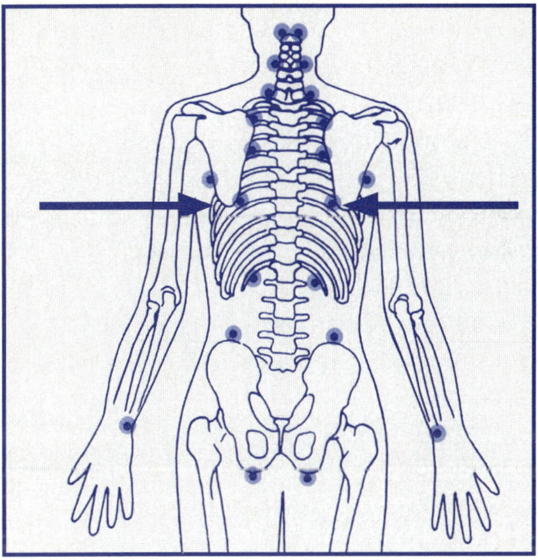

LAGE:

Körperrückseite am Ende des Schulterblattes, auf dem Muskelstrang, Höhe des 8. Brustwirbels

SANFTE ENTSPRECHUNG:

Daumen

ENERGIEPUNKT 10: *Unbegrenzte Lebenskraft*

Gibt Energie und Vitalität.

Bequemer Punkt zur Selbstbehandlung: EP 19a oder EP 13 der anderen Körperseite gemeinsam strömen.

- Hilft bei Atemproblemen
- Wird bei Depressionen geströmt
- Hilft bei Kraftlosigkeit
- Hilft, Enttäuschungen zu überwinden
- Behebt Mangel aller Art
- Hilft bei Blutdruckproblemen
- Wird bei Arterienverkalkung langfristig geströmt
- Vitalisiert sexuelle Kraftlosigkeit
- Hilft bei rauem oder geschwollenem Hals, Heiserkeit
- Unterstützt bei Stimm- oder Sprachproblemen
- Wirkt günstig bei Stottern
- Spannungszustände im oberen Rücken können gemildert werden
- Hilft Nacken und Schulter der gegenüberliegenden Körperseite
- Hilft der Hüfte
- Hilft, wenn man den Kopf nicht drehen kann (je EP gegenüber strömen)
- Allgemeine Spannungen im Brustkorb können gelindert werden
- Wird bei Schlaganfall und deren Folgen angewandt (auch vorbeugend)
- Beeinflusst Leberstau positiv
- Hilft bei Milzstau
- Hilft dem Kopf
- Hilft dem Gehirn
- Hilft bei Nierenproblemen

- Hilft bei Herzbeschwerden
- Bei Blasenproblemen (z. B. Wasserlassen)
- Bei Knieproblemen

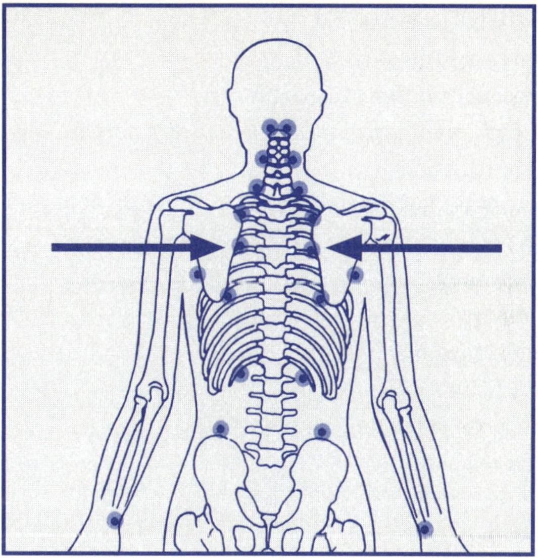

LAGE:

Körperrückseite, zwischen der Mitte des Schulterblattes und der Wirbelsäule auf dem Muskelstrang etwa Höhe 5. Brustwirbel, auf der Linie des ausgestreckten Unterarms

SANFTE ENTSPRECHUNG:

Zeigefinger

ENERGIEPUNKT 11: *Entlastung*

«Du hast dir zu viel aufgeladen. Wirf alles Überflüssige ab!»

- Gilt als «der» Halsschmerzpunkt
- Hilft, die Nieren zu entgiften
- Wird bei Ischiasschmerzen angewandt
- Hilft, wenn man unter den Lasten fast zusammenbricht, die man sich aufgeladen hat
- Wird angewandt bei Schuldgefühlen
- Zentralstelle für Schleimhäute, hilft bei Reizungen
- Hilft der Ausatmung
- Hilft bei Stottern
- Entspannt den Nacken
- Entspannt die Schultern
- Kann bei Hüftproblemen angewandt werden (kombiniert mit EP 15)
- Hilft den Beinen
- Hilft den Armen
- Hilft den Ellenbogen
- Hilft den Handgelenken
- Kann bei Hand- und Fingerproblemen angewandt werden
- Eignet sich auch zum Einsatz bei Bauchschmerzen
- Unterstützt die Darmfunktion
- Unterstützt die Nierenfunktion
- Hilft, den Kopf frei zu machen
- Hilft, wenn man sich ungerecht behandelt fühlt
- Löst Angst auf
- Hilft gegen Schuppenflechte

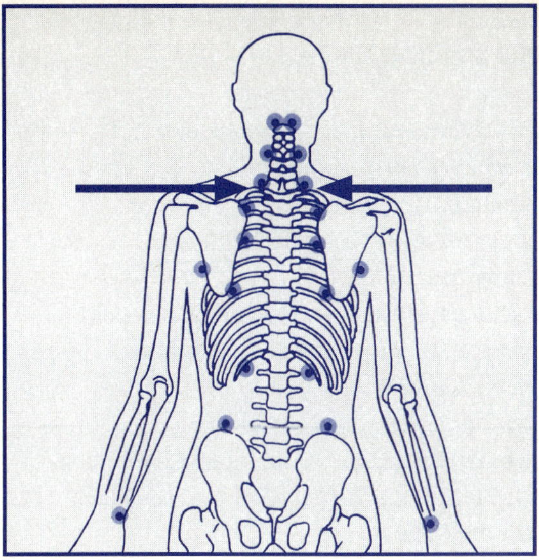

LAGE:

Am Hals-Schulter-Winkel, ca. zwei Fingerbreit neben dem 1. Brustwirbel. Das ist der Wirbel unter dem hervorspringenden 7. Halswirbel

SANFTE ENTSPRECHUNG:

Zeigefinger

ENERGIEPUNKT 12: *Ergebenheit*

Bei Halsstarrigkeit/Verbissenheit, «Ich will aber ...!»

- Löst alle körperlichen Verspannungen
- Hilft bei Neurodermitis
- Wirkt besonders auf die gesamte Taillenlinie
- Der Nacken entspannt sich
- Kiefergelenkschmerzen werden gelindert oder geheilt
- Mildert «Katerbeschwerden» (rechte Hand auf linken EP 12, Fingerspitzen nach unten)
- Armprobleme können gelindert werden
- Hilft bei Halsstarrigkeit und übermäßig starkem Willen
- Hilft bei der Unterordnung des eigenen Egos bezüglich Notwendigkeit des Lebens
- Unterstützt das Durchhaltevermögen
- Stärkt das Bewusstsein für Notwendigkeiten
- Ist bei Selbstmordneigung und krimineller Veranlagung hilfreich
- Zusammen mit dem EP 4 hilft dieser EP beim Lesen und Schreiben
- Stärkt bei seelischen Störungen
- Mildert Aggressionen

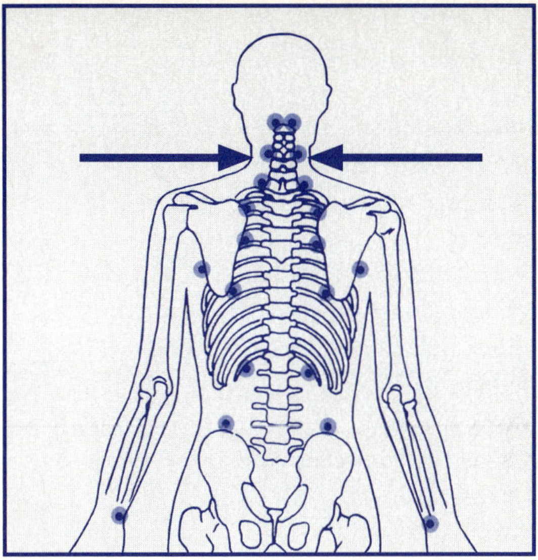

Lage:

Höhe des 4. Halswirbels, Mitte des Nackens auf dem Muskelstrang. Etwa auf der Mitte des Halses neben der Wirbelsäule. Zwischen EP 4 und EP 11

Sanfte Entsprechung:

Mittelfinger

ENERGIEPUNKT 13: *Öffnen des Herzens*

Löst alles Negative auf. Hilft dabei, seine Feinde zu akzeptieren, ihnen Achtung entgegenzubringen.

- Ist der Punkt der Inspiration und Fruchtbarkeit
- Löst Sexualprobleme
- Wirkt positiv auf das Urogenitalsystem
- Wird bei Prostataproblemen angewandt
- Hilft bei Sterilität und Unfruchtbarkeit
- Öffnet den Beckengürtel
- Hilft dem Herzen
- Lindert Babys Beschwerden beim Zahnen
- Lindert Bauchweh von Babys
- Das Stillen wird erleichtert
- Hilft bei allen Problemen mit der Brust
- Wirkt vorbeugend gegen Brustkrebs
- Unterstützt den Heilungsprozess bei Brustkrebserkrankungen
- Wird auch bei anderen Krebsarten geströmt
- Sorgt für geistiges und körperliches Wachstum
- Hilft der Thymusdrüse
- Die Hormonregulation wird hier harmonisiert
- Gilt als Schönheitspunkt
- Auf Kopf und Hals insgesamt wird günstig eingewirkt
- Hilft, glücklich zu sein
- Tut dem Schulterbereich gut
- Tut dem Nackenbereich gut
- Hilft bei übertriebener emotionaler Bewegtheit
- Macht es leichter, sich und andere anzunehmen
- Löst Negativität auf
- Hilft bei Neurodermitis
- Hilft gegen Schuppenflechte

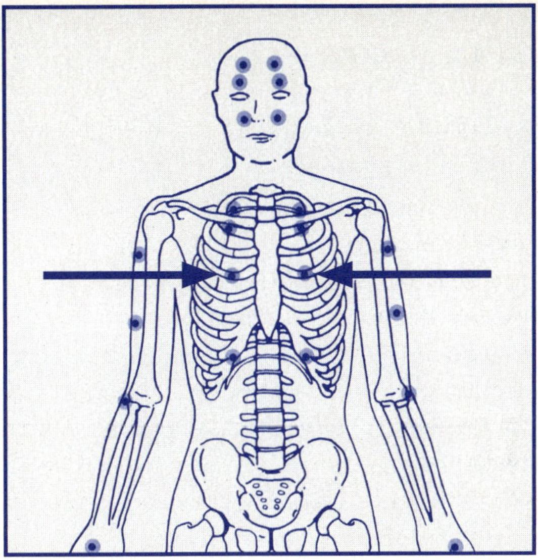

LAGE:

Oberkörper vorne, etwas unterhalb der 3. Rippe unter dem Brustansatz

SANFTE ENTSPRECHUNG:

Mittelfinger

ENERGIEPUNKT 14: *Sicherheit*

«Es ist alles vorhanden, was du brauchst.»

- Ist die Verbindung mit der Materie
- Rückt die Dinge ins Gleichgewicht
- Befreit von materiellen Schranken
- Hilft bei Mangel an Liebe, menschlichen Kontakten
- Reguliert die Verwertbarkeit von Nährstoffen
- Hilft bei Nährstoffmangel (Vitaminen, Mineralien, Spurenelementen)
- Der linke EP 14 hilft bei der Verstoffwechselung von Kohlenhydraten
- Der rechte EP 14 hilft bei der Verstoffwechselung von Eiweiß
- Hilft bei Magenschmerzen (kreuzweise strömen)
- Hilft bei Lebensmittelallergien
- Gleicht aus, wenn man etwas erzwingen will
- Normalisiert Machtstreben und Wutgefühle
- Hilft, Gier zu mindern
- Hilft dabei, abzugeben
- Hilft, die Dinge anzunehmen, wie sie sind
- Hilft bei Verdauungsbeschwerden und Bauchkrämpfen
- Hilft der Bauchspeicheldrüse
- Hilft bei Hüftproblemen und den Oberschenkeln
- Löst Blockaden im Taillen- und Bauchbereich
- Hilft bei Lungenproblemen
- Hilft, wenn Menschen unter Schnarchen leiden
- Kann bei Schluckauf hilfreich sein
- Kann bei ständigen Albträumen hilfreich sein
- Bei Bulimie und Magersucht
- Kann von Epileptikern angewandt werden
- Kann von oder für Spastiker/n angewandt werden
- Gut für Legastheniker

- Hilft bei Schwindel, Übelkeit und Gleichgewichtsstörungen
- Hilft dem Gehirn, bei Gehirnstress (mit EP 19)
- Hilft der gleichseitigen Knieseite und der Rückseite des gegenüberliegenden Oberschenkels
- Hilft bei Lähmungen des Armes auf der anderen Körperseite

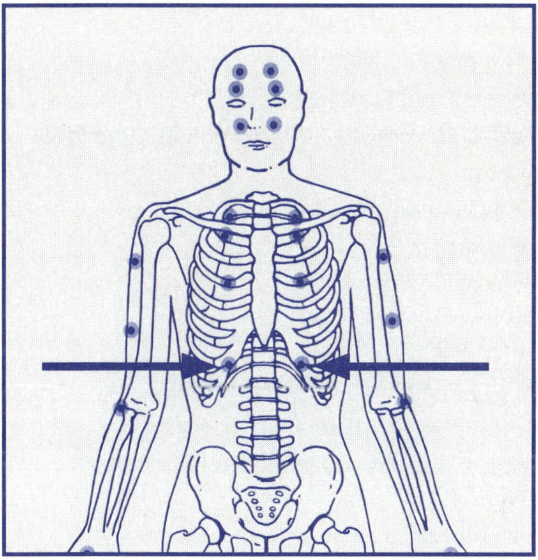

LAGE:
Vorderseite, Mitte der Basis des untersten Rippenbogens

SANFTE ENTSPRECHUNG:
Ringfinger

ENERGIEPUNKT 15: *Tiefe Freude*

Lebensfreude ist die wichtigste Heilenergie. Dieser Energiepunkt unterstützt alle anderen und öffnet die Ströme.
Am besten mit allen 4 Fingern strömen.

- Hilft dem Immunsystem
- Für mehr Freude am Leben
- Wichtig bei allen Herzproblemen, bei Herzschwäche
- Bei allen Problemen mit dem Blut
- Kann die Dünndarmfunktion unterstützen
- Bei Venenproblemen, Venenentzündungen, Krampfadern, dicken Beinen
- Hilft bei Lymphstau und Wasser in den Beinen (gemeinsam mit EP 3)
- Hilfreich bei Thrombosen
- Hilft bei Krämpfen in den Beinen
- Hilft dem Unterbauch
- Bei Problemen mit den Füßen, z. B. Plattfüßen
- Hilfreich bei Bandscheibenvorfall (im Verein mit dem EP 11)
- Nimmt die Last vom Rücken, lässt wieder aufrecht gehen (gemeinsam mit EP 11)
- Kann bei Hüftproblemen eingesetzt werden
- Kann bei kalten Füßen helfen
- Hilft, die Einfachheit zu sehen und führt an die Essenz des Lebens
- Löst Denkblockaden, verhilft zu neuen Ideen
- Lässt Knochenbrüche schneller heilen
- Wunden heilen schneller
- Unterstützt schnellen Heilprozess
- Vor Operationen für deren besseren Verlauf
- Beeinflusst Altersdiabetes günstig
- Kann bei Krebs unterstützend zur Heilung eingesetzt werden

- Geschäftige Leute, die zu viel arbeiten, sollten diesen EP öfter zu ihrer täglichen Regeneration strömen
- Dieser Energiepunkt ist eine wirkungsvolle Präventivmaßnahme, um Unfälle zu verhüten

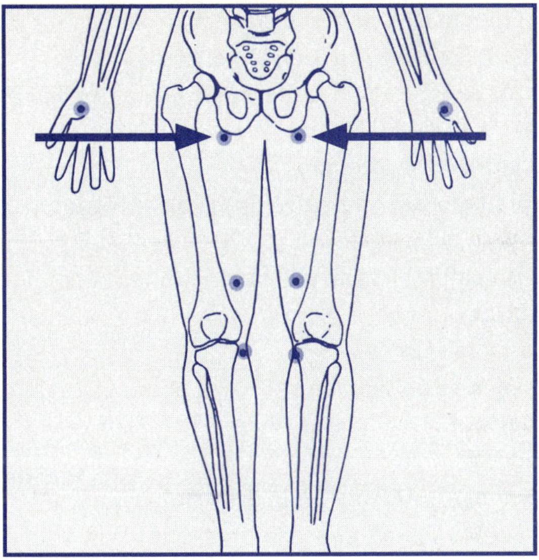

LAGE:

Mitte der Leistenbeuge

SANFTE ENTSPRECHUNG:

Kleiner Finger

Energiepunkt 16: *Aktivität*

Dieser Energiepunkt ist die Basis aller menschlichen Handlungen.

- Gilt als Hauptpunkt bei Schmerzzuständen im Verein mit EP 5
- Hat Kontakt mit Zwischenhirn und Hypophyse
- Beeinflusst das Kleinhirn und andere Gehirnbereiche und damit das Bewegungszentrum
- Ist zuständig für den Muskeltonus
- Hilft bei Kopfschmerzen (rechter EP linke Gehirnhälfte, linker EP rechte Gehirnhälfte)
- Hilft bei allen Kopfproblemen (z. B. Hirn, Hirnhaut u. a.)
- Hilft dem Rücken
- Hilft dem gesamten Skelettsystem
- Bei Problemen mit den Knochen
- Stärkt die Muskeln
- Stärkt die Sehnen
- Löst Verspannungen vom Arm bis in die Schulter
- Hilft bei Arthritis
- Unterstützt die Tätigkeit der Leber
- Unterstützt die Gallenfunktion
- Ist hilfreich bei allen Verdauungsabläufen
- Hilft bei Ausscheidungsproblemen
- Kann bei Ohrproblemen helfen
- Kann dabei behilflich sein, Narben aufzulösen
- Hilft dabei, seelische Verletzungen loszulassen (seelische Narben)
- Unterstützt die Heilung von Sprachproblemen

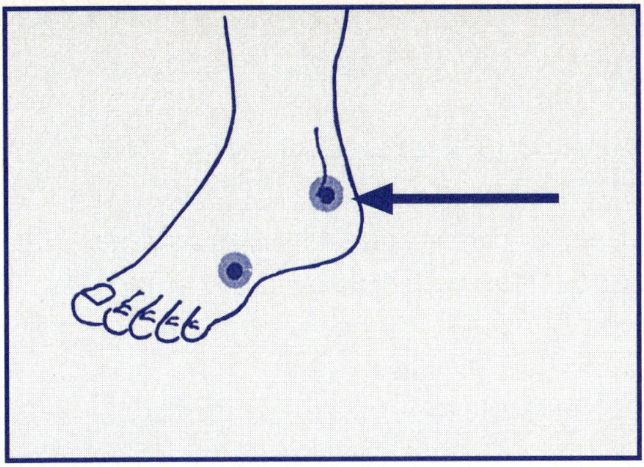

LAGE:

Außenseite des Fußes, auf halbem Weg zwischen Außenknöchel und Fersenrand in der Mulde

SANFTE ENTSPRECHUNG:

Daumen

ENERGIEPUNKT 17: *Entspannung*

Dieser Energiepunkt dient der Entspannung und dem Schöpferischen gleichermaßen.

- Hilft dabei, eine Entspannung der Nerven zu erreichen
- Entspannt den Schulterblattbereich, z. B. bei Schmerzzuständen
- Entspannt und unterstützt die Nerven
- Entspannt und klärt den Geist
- Gilt als Überwacher aller Gelenke, stärkt die Gelenke
- Stärkt besonders die Fußgelenke, z. B. wenn jemand leicht umknickt (Fuß auf der anderen Körperseite)
- Hilft dem Rücken
- Stärkt die Fortpflanzungsorgane, die Zeugungskraft
- Hilft bei Blähungen
- Hilft bei Brustkorbbeschwerden
- Stärkt die Lungenfunktion
- Stärkt das Herz

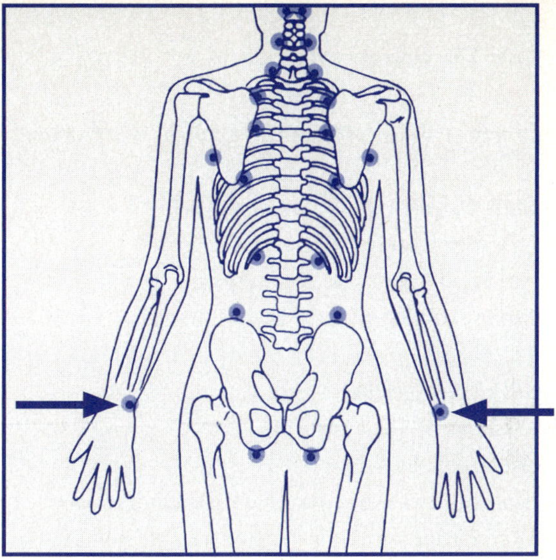

LAGE:

Am Handgelenk außen, vor dem Knöchel in Richtung Hand (auf der Linie des kleinen Fingers), in der kleinen Kuhle

SANFTE ENTSPRECHUNG:

Ringfinger

Energiepunkt 18: *Friede*

Reinigt, harmonisiert und beruhigt den ganzen Körper und die Seele.

- Entspannt den gesamten Hinterhauptbereich
- Hilft bei Kopfschmerzen im Hinterkopf
- Hilft bei Kopfschmerzen im Nackenbereich
- Hilft bei jeder Art von Vergiftungskopfschmerz
- Hilft dem Dickdarm
- Unterstützt die Lebertätigkeit
- Hilft bei Blähungen
- Bringt die Gedanken zur Ruhe
- Hilft beim Einschlafen, wenn man nicht abschalten kann
- Kann bei kalten Füßen und anderen Fußbeschwerden helfen
- Wird bei Benommenheit und Schwindelgefühlen angewandt
- Unterstützt die Atmung
- Kann bei Verformungen des Brustkorbes helfen (über lange Zeit angewandt)

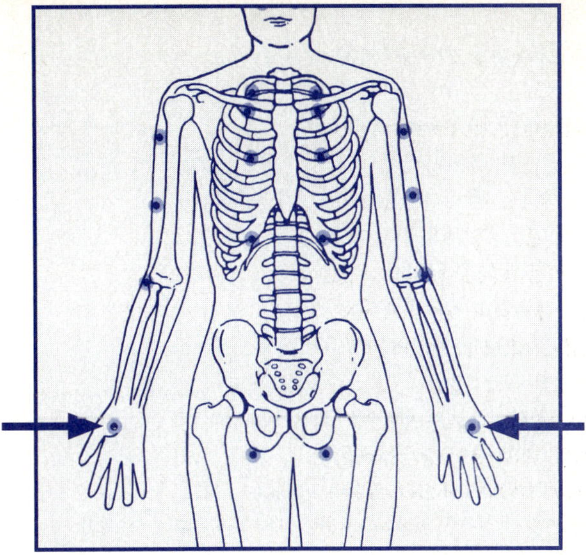

Lage:

Innenhand, Mitte des Daumenballens (auf der Maus)

Sanfte Entsprechung:

Kleiner Finger

ENERGIEPUNKT 19: *Autorität*

Dieser Energiepunkt unterstützt das Durchsetzungsvermögen.

Ist Ersatzpunkt für EP 9 auf der gleichen Körperseite.

- Unterstützt die gesamte Verdauung
- Hilft bei Rückenproblemen
- Hilft bei Brustkorbbeschwerden
- Wird bei Ellenbogenproblemen angewandt
- Unterstützt die Heilung eines Tennisarmes
- Wird eingesetzt bei Problemen der Körpermitte
- Hilft bei der Abwehr von Parasiten
- Unterstützt und stabilisiert den Kreislauf
- Hilft bei chronischem Schnarchen. Hilft bei Albträumen
- Unterstützt dabei, den eigenen Standpunkt im Leben zu finden
- Hilft, sich gegen andere Menschen zu behaupten
- Vermittelt natürliche Autorität
- Bringt unsere linke und unsere rechte Seite miteinander in Einklang

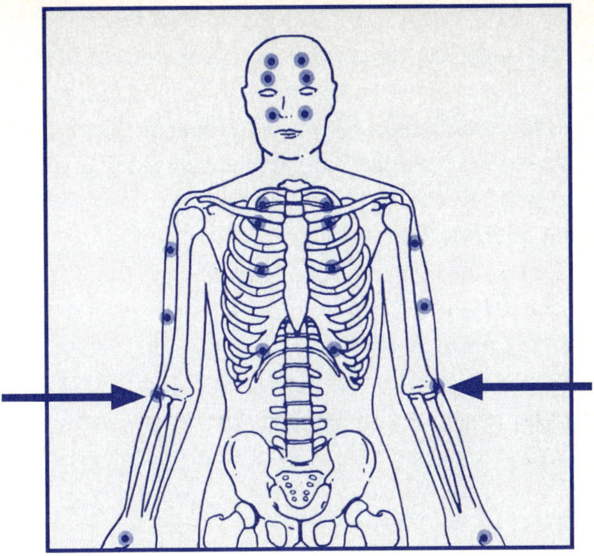

Lage:

Am äußeren Ellenbogen. Bei angewinkeltem Arm in der Mulde über dem Gelenkknochen

Sanfte Entsprechung:

Daumen

Energiepunkt 19a: *Nebenpunkt*

Dieser Punkt wird auch der Allergiepunkt genannt.

Der Energiepunkt 19a ist für die Selbstbehandlung ein Ersatzpunkt anstelle des EP 10.

- Hilft bei Kreislaufproblemen
- Allergien können günstig beeinflusst werden
- Lindert Heuschnupfen
- Unterstützt die Atmung nachdrücklich
- Lindert Asthma

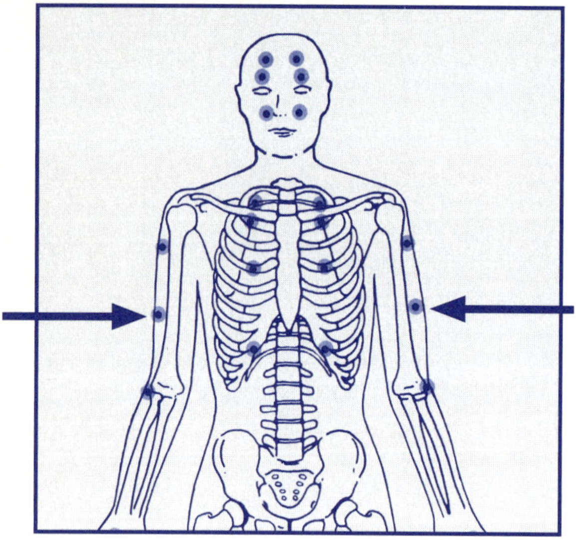

Lage:

Auf dem Oberarm, ca. eine Handbreit oberhalb EP 19, etwas seitlich nach hinten

Sanfte Entsprechung:

Mittelfinger

ENERGIEPUNKT 19B: *Nebenpunkt*

Der Energiepunkt 19b kann als bequemer Ersatzpunkt für den EP 3 auf derselben Körperseite verwendet werden.

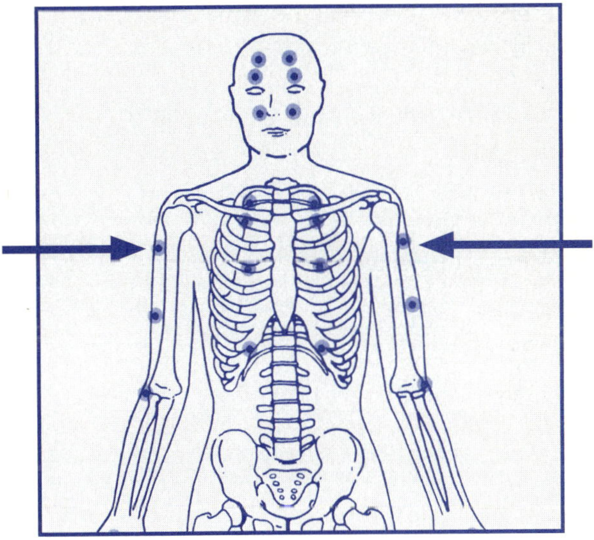

LAGE:

Auf dem Oberarm, ca. eine Handbreit oberhalb des EP 19a, etwas seitlich nach hinten.

SANFTE ENTSPRECHUNG:

Mittelfinger

Energiepunkt 20: *Geistige Klarheit*

Hilft, die Welt von einer höheren Warte aus zu betrachten.

- Hilft dem Kopf
- Bringt das Denken wieder in Fluss, gibt Ideen
- Hilft dem Herzen
- Hilft den Augen und Ohren
- Spricht mentale Probleme an (wie auch EP 21 und EP 22)
- Wirkt als Entscheidungshilfe
- Öffnet die Augen für die richtige Sicht der Dinge
- Wird bei geistigem Stillstand angewandt
- Wird bei Augenverspannungen eingesetzt (im Verein mit EP 21)
- Hilft gegen kreisende Gedanken (im Verein mit EP 21)
- Hilft bei Neuralgien
- Wird bei Trigeminusschmerzen angewandt
- Lindert Kopfweh im Stirnbereich
- Hilft bei Gleichgewichtsproblemen

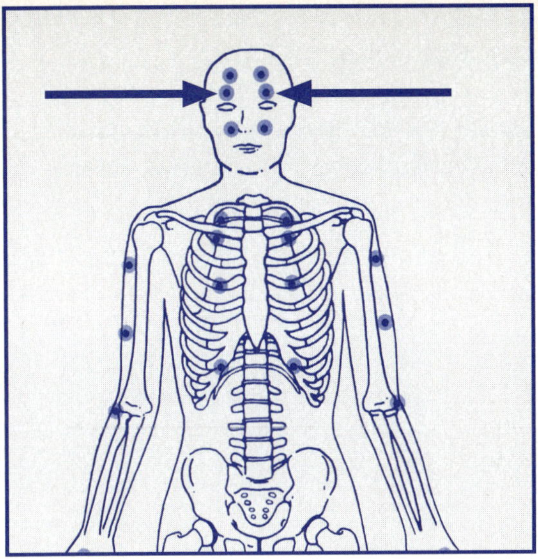

Lage:

Direkt über der Augenbraue (Mitte), in der leichten Vertiefung

Sanfte Entsprechung:

Kleiner Finger

ENERGIEPUNKT 20A: *Nebenpunkt*

Dieser Energiepunkt löst Verspannungen im Stirnbereich.

Stirnhöcker mit allen Fingern bei leichtem Druck strömen.

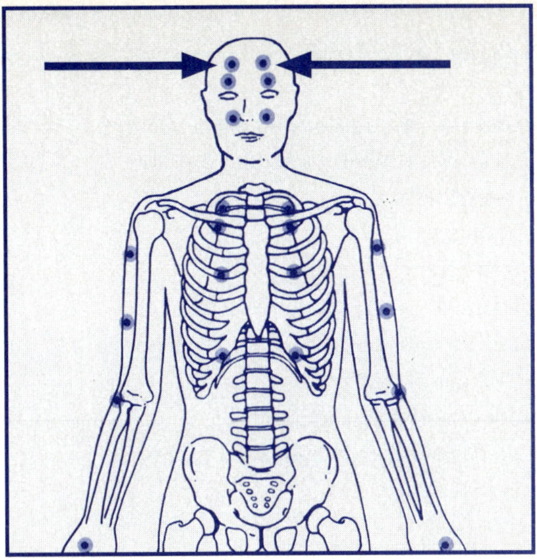

Lage:

Oberhalb des EP 20 auf dem Stirnhöcker

Sanfte Entsprechung:

Kleiner Finger

Energiepunkt 21: *Selbständigkeit*

Hilft beim Entkommen aus Bindungen jeglicher Art.

- Wenn man ein großes Anlehnungsbedürfnis hat
- Stärkt den oberen Rücken
- Befreit von Zwängen
- Befreit von fixen Ideen
- Hilft bei Fanatismus
- Spricht mentale Probleme an (wie auch EP 20 und EP 22)
- Wird gegen Müdigkeit geströmt
- Kann bei Faulheit helfen zu aktivieren
- Wird bei unüberwindlicher Trägheit angewandt
- Hilft bei Antriebslosigkeit
- Hilft bei Mutlosigkeit
- Hilft, kreisende Gedanken loszulassen
- Kann beim Einschlafen und Durchschlafen helfen
- Kann bei Meditation helfen, Gedankenleere zu erreichen
- Kann Depressionen aufhellen
- Verhilft zu größerer innerer Sicherheit
- Stabilisiert geistige Energien
- Fördert praktische Begabungen
- Hilft bei Gewichtsproblemen (Über- und Untergewicht)
- Sorgt für einen klaren Kopf
- Entspannt die Augen (besonders im Verein mit EP 4 auf der anderen Körperseite)
- Kann Kopfschmerzen im Gesichtsbereich lindern (besonders im Verein mit EP 20)
- Hilft bei Gleichgewichtsproblemen
- Löst Schwindel und Benommenheit auf (mit EP 4 der anderen Körperseite)

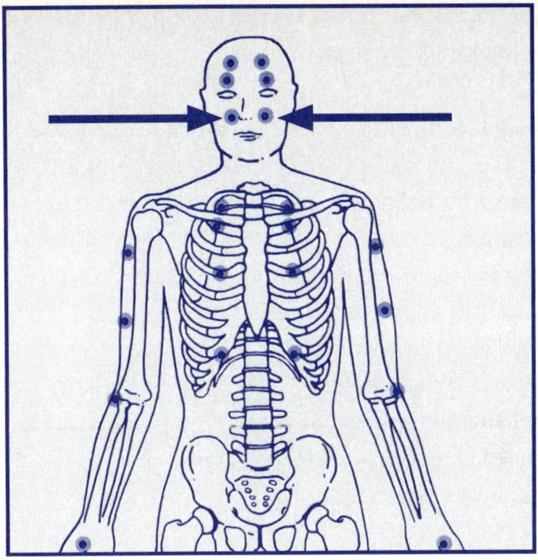

LAGE:

Am unteren Rand des Jochbeinknochens, zur Nase hin. Leicht von unten nach oben drücken

SANFTE ENTSPRECHUNG:

Daumen

ENERGIEPUNKT 22: *Zentrum*

Ist hilfreich bei der Aufhebung von Grenzen, auch der selbst auferlegten.

EP 22 hat mehrere Nebenpunkte am Schlüsselbein entlang (Schmerzzentrum suchen).

- Spricht mentale Probleme an (wie auch EP 20 und EP 21)
- Verhilft zu mehr Flexibilität (körperlich und geistig)
- Löst auch seelische Probleme auf
- Kann Schlaganfällen vorbeugen
- Wird bei zu hohem Blutdruck geströmt
- Wird bei zu niedrigem Blutdruck geströmt
- Verhilft zu höheren Wahrnehmungen
- Nimmt die Lebensangst
- Bewahrt vor geistiger Starrheit
- Hilft aus festgefahrenen Situationen heraus
- Hilft, sich auf neue Situationen besser einzustellen
- Bewahrt vor dem Überreagieren
- Wird bei Nervosität angewandt
- Mindert innere Aufgeregtheit
- Wirkt auf die Schilddrüse
- Wirkt auf die Nebenschilddrüse
- Wirkt auf die Nebennieren
- Wird bei Osteoporose angewandt
- Hilft bei Hormonproblemen
- Hilft der Leber

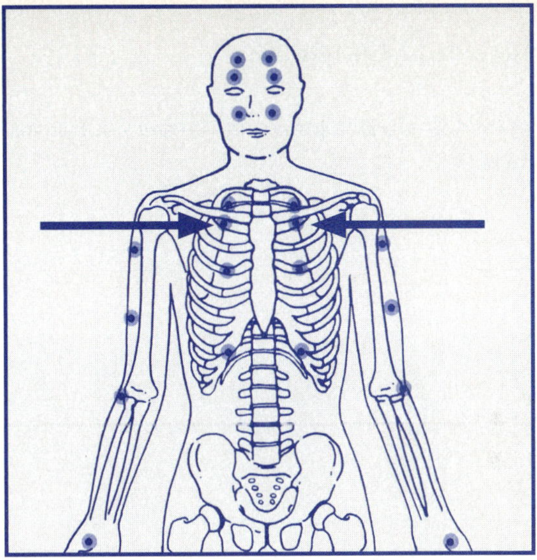

Lage:

Vordere Körperseite, Winkel zwischen Schlüsselbein und Brustbein, unterhalb des Knochens in der Mulde

Sanfte Entsprechung:

Zeigefinger

Energiepunkt 22a: *Nebenpunkt*

Dieser Energiepunkt ist ein Hilfspunkt im Verein mit EP 26 auf derselben Körperseite.

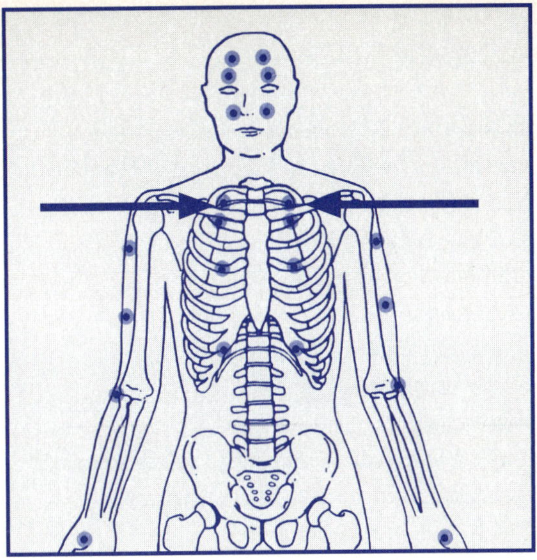

Lage:

In der Mitte der Mulde über dem Schlüsselbein

Sanfte Entsprechung:

Zeigefinger

ENERGIEPUNKT 23: *Im Fluss sein*

Hier werden alle Regelkreise des Körpers unterstützt.

- Hilft allen Kreisläufen im Körper (Blut-, Lymph-, Wasser- und Energiekreislauf)
- Verbessert die Blutbeschaffenheit
- Reinigt das Blut bei Vergiftungen
- Unterstützt die Lymphe
- Wird bei Anämie geströmt
- Wird bei Diabetes angewendet
- Stärkt das Immunsystem
- Wird bei allen Problemen des Verdauungstraktes geströmt
- Hilft bei Magenerkrankungen, Magengeschwüren
- Unterstützt die Nieren und Nebennieren
- Hilft bei Gicht
- Hilft bei Ohrenproblemen
- Ist ein Punkt gegen Süchte
- Hilft bei Überernährung
- Reguliert sexuelle Energie
- Relativiert Schamgefühl
- Hilft, den eigenen Körper anzunehmen
- Vermindert Panikgefühle
- Mindert Schuldgefühle
- Hilft bei seelischem und körperlichem Stress (harmonisiert die Nebennieren)
- Ist wichtiger Entgiftungspunkt (evtl. zusammen mit EP 25)
- Hilft, wenn man sehr zu Temperamentsausbrüchen neigt
- Bringt klares Denken
- Hilft, wenn man leicht enttäuscht ist und den Mut verliert
- Hilft, wenn man sehr lärmempfindlich ist
- Hilft gegen Schuppenflechte

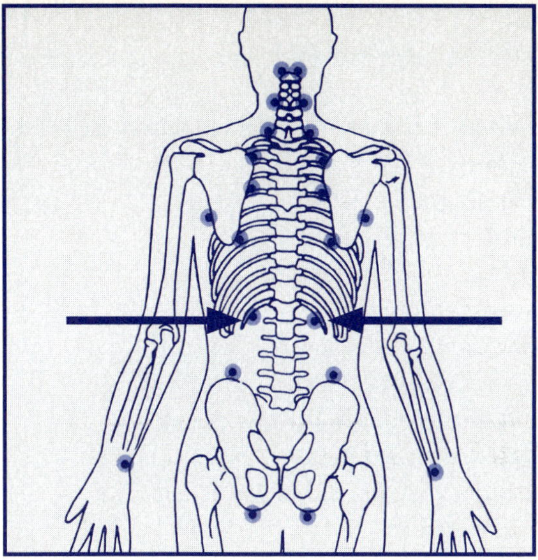

LAGE:

Körperrückseite, zwei Fingerbreit über der Taille neben der Wirbelsäule auf der 12. Rippe (unterste, kurze Rippe)

SANFTE ENTSPRECHUNG:

Kleiner Finger

ENERGIEPUNKT 24: *Sammlung*

Dieser Energiepunkt organisiert das Chaos, schafft Frieden für Körper und Geist.

- Wirkt stark beruhigend
- Wirkt stark in der Psyche
- Sorgt für eine friedvolle Gemütslage
- Wird angewandt bei Sorgen
- Harmonisiert chaotische Gedanken
- Hilft, den richtigen Weg zu finden (evtl. mit EP 26 der gegenüberliegenden Seite)
- Hilft, Entscheidungen zu treffen (evtl. mit EP 26 der gegenüberliegenden Seite)
- Hilft, besser zu verstehen
- Beeinflusst Eifersucht, Neid und Rachegefühle
- Wirkt auflösend bei Verbohrtheit, Starrsinn und Dickköpfigkeit

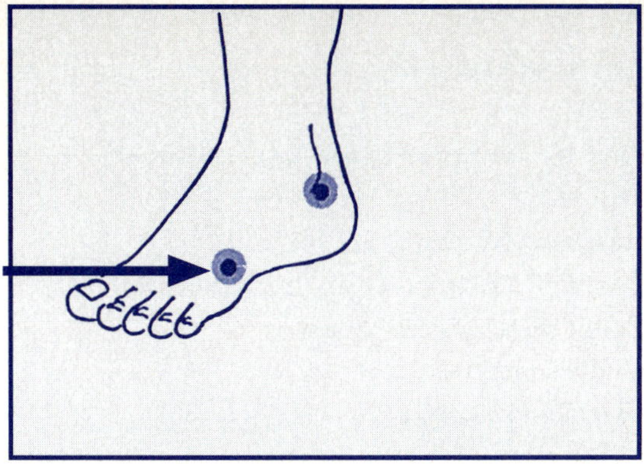

Lage:

Fußaußenseite, auf der Linie des kleinen Zehs, etwa zwei Fingerbreit vor dem Knochen in der Mulde. Oft ist dort auch ein kleiner Muskelhügel zu finden

Sanfte Entsprechung:

Kleiner Finger

ENERGIEPUNKT 25: *Kreislauf*

Hier befindet sich das «Fitnesscenter» für den Körper.

- Regt den Kreislauf an
- Hilft bei Ischiasbeschwerden
- Wird angewandt bei Hüftproblemen (im Verein mit EP 15)
- Wird angewandt bei Bauchschmerzen
- Hilft bei Bauchkrämpfen
- Wird angewandt bei Durchfall
- Entspannt bei Muskelkater
- Hilft bei Blasenbeschwerden (stärker im Verein mit EP 15)
- Stärkt bei Bindegewebsschwäche
- Sorgt für Durchblutung
- Vitalisiert den ganzen Körper
- Gibt hellwache Aufmerksamkeit
- Stärkt den Geist
- Wird als Jogging im Sitzen bezeichnet (ohne Ermüdungserscheinungen)
- Ist Fitnesstraining für alle Muskeln und Gelenke

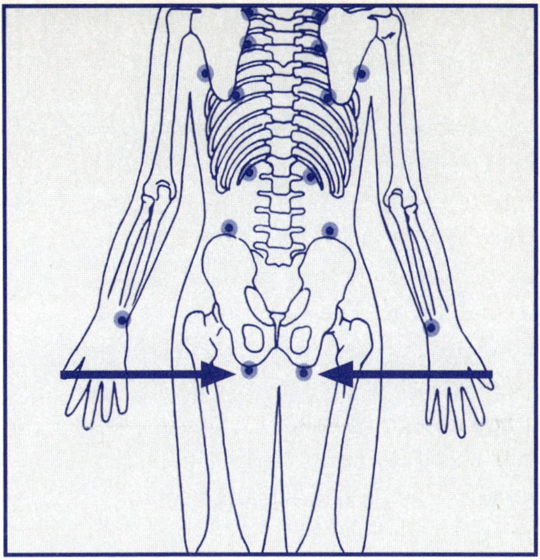

LAGE:

Unterhalb des Sitzbeinknochens. Man kann sich dazu auf beide Handrücken oder die Handflächen setzen oder legen

SANFTE ENTSPRECHUNG:

Mittelfinger

Energiepunkt 26: *Vollendung*

Verleiht vitale Lebenskraft. Feiner Punkt, der auch stark auf der emotionalen Ebene wirkt.

- Hilft Körper, Geist und Seele
- Entspannt sehr nachdrücklich
- Wirkt bei eingeschlafenen Armen und Händen
- Hilft bei eingeschlafenen Beinen und Füßen
- Wirkt bei Problemen mit den Händen und den Fingern
- Wird angewandt bei Lähmungen in den Armen
- Wirkt auf das gesamte Schulterblatt
- Hilft, Knoten in den Muskeln aufzulösen (Lykome)
- Hilft der Schilddrüse (am besten zusammen mit EP 22a auf derselben Körperseite)
- Vitalisiert das ganze Sein
- Gibt starken Lebensmut
- Harmonisiert alle Lebensabläufe
- Ordnet das Chaos in Körper und Seele
- Unterstützt darin, schneller Entscheidungen zu treffen (zusammen mit EP 24 der gegenüberliegenden Körperseite)

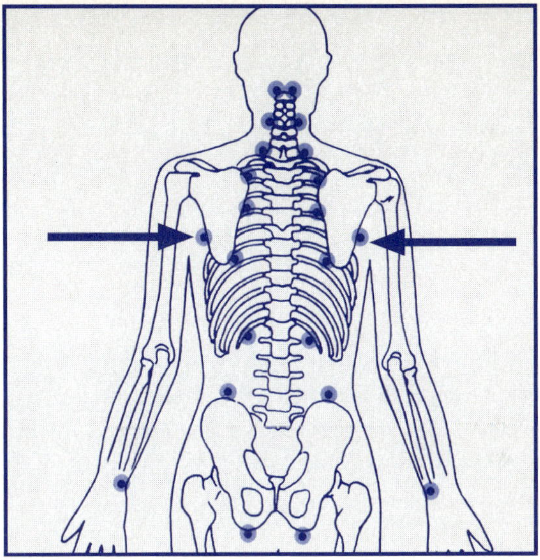

LAGE:

Körperrückseite, auf dem hintersten Punkt der Achselhöhle auf dem kleinen Muskel, der sich bewegt, wenn man den Arm hebt

SANFTE ENTSPRECHUNG:

Handmitte

Kleines Strömprogramm

Fingerströme

Fingerhaltungen

Die Mutter strömt ihr Kind

Deine Hausapotheke

Ströme für unterwegs

Fitness

Das Strömen und Halten der Finger

Es sollte zum Selbstverständnis werden, sich die Finger zu halten und zu strömen.

Nicht nur die Energiepunkte an der Körperoberfläche lassen sich stimulieren und für das Heilströmen einsetzen. Uralt sind die Heilerfahrungen mit den so genannten Finger-Mudras. Die vollständigsten Überlieferungen dazu kommen aus Indien. Aber auch in anderen Bereichen Asiens wird diese Methode bis zum heutigen Tag gepflegt. So kann sich jedermann davon überzeugen, dass man durch bestimmte Fingerstellungen ganz bestimmte Energieströme im gesamten Körper veranlassen kann. Auf geradezu verblüffend simple Weise kann damit vitalisiert und eingewirkt werden. Wie? Das dürfte das Geheimnis der Natur sein. Fest steht, dass wir hier wohl das einfachste und wirkungsvollste Heil- und Fitnessprogramm haben, das man sich denken kann.

Überall, wo wir sind, wo wir gehen, stehen und sitzen, haben wir unsere Finger dabei.

Was soll uns daran hindern, laufend etwas für unsere Gesundheit zu tun. Die Fingerströme sind so einfach und unauffällig auszuführen, dass niemand in der Umgebung bemerkt, wenn wir uns strömen. So habe ich selbst mir angewöhnt, mich auch dann zu strömen, wenn ich mich unterhalte, ja auch dann, wenn ich geschäftliche Verhandlungen führe, wenn ich telefoniere oder schreibe. An sich bin ich ein Mensch, der schnell ermüdbar ist und viele Erholungspausen benötigt. Das spüre ich besonders dann, wenn ich viel spreche oder gar Überzeugungsarbeit leiste. Ich bin danach oft völlig leer und gänzlich ohne Kraft. Von Energie ganz zu schweigen. Ströme ich mich zwischendurch aber, fühle ich mich oftmals sogar erfrischt, wenn ich aus einem

Marathonmeeting komme. Wichtig ist auch hier der Entschluss, jede mögliche Zeit für das Strömen zu nutzen. Ich halte mit dieser Methode meine Körperenergie in Schwung und fühle mich angeschlossen «an einen Vital-Akku», den ich zu jeder Zeit einfach anzapfen und mich mit Lebenskraft versorgen kann. Immer wieder erinnere ich mich an den einfachen Glaubenssatz meiner Großmutter und handle danach: Die Säfte müssen fließen! Dafür sorge ich, indem ich auch durch das Strömen der Finger vorhandene Blockaden beseitige.

Für die einfachste Anwendung umfasse ich jeweils einen Finger mit der anderen Hand.

In dieser Haltung verbleibe ich wenige Minuten. Selbst wenn mein Tun beobachtet wird, denkt jedermann, ich würde nur gedankenverloren etwas Fingerakrobatik betreiben. Niemand ahnt, dass ich mit diesen harmlosen Übungen meine Energie auflade.

Bestimmte Fingerhaltungen kann man auch wirkungsvoll zur Wiedererlangung oder Pflege der Gesundheit einsetzen. Wichtig ist, dass einige Übungen aus dem «Fingerprogramm» jeden Tag angewandt werden.

Alternativ zu den Fingern kann man auch die Zehen strömen. Dabei entspricht die große Zehe dem kleinen Finger, die zweite Zehe dem Ringfinger, die Mittelzehe dem Mittelfinger, die vierte Zehe dem Zeigefinger, die kleine Zehe dem Daumen und die Mitte der Fußsohle der Handmitte.

Man umschließt die Zehen jeweils mit 2–3 Fingern der strömenden Hand.

Die Ergebnisse sind bemerkenswert und sprechen für sich.

Die Fingerströme

Handhabung: Jeden Finger einzeln mit der anderen Hand umfassen, ca. drei Minuten oder länger strömen. Wenn man nur eine Hand frei hat, kann man die Finger auch mit der gleichen Hand strömen, indem man den Daumen oder Mittelfinger auf die Fingerkuppe oder den Fingernagel des entsprechenden Fingers legt.

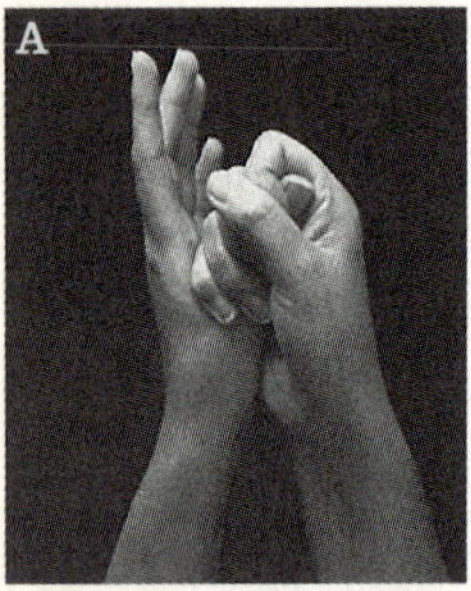

Daumen

Anwendung bei: Verdauungsstörungen, Blähungen, Magen-, Milz- und Pankreasproblemen, Sodbrennen, Kopfschmerzen, Fußproblemen, Beschwerden am Brustkorb, Ausscheidungsproblemen, Rückenbeschwerden, Gleichgewichtsstörungen, Gewichtsregulierung, mangelndem Urvertrauen.

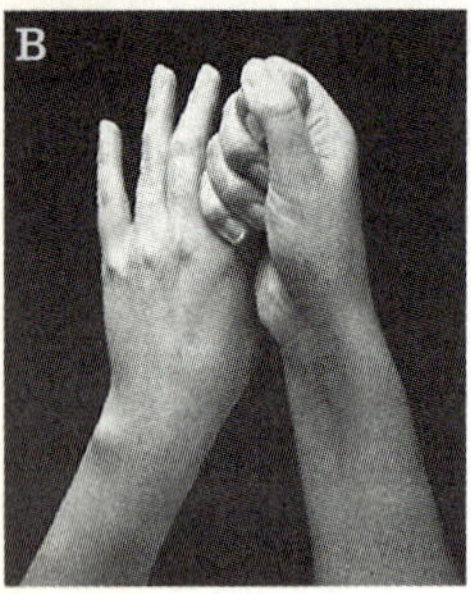

Zeigefinger

Anwendung bei: Nieren- und Blasenproblemen, Beschwerden am Brustkorb, Verdauungsstörungen, Hörproblemen, Ausscheidungsproblemen, Muskelverspannungen, Blutdruckabweichungen, Knie-, Nacken-, Hüft-, Schulter-, Ellenbogen-, Handgelenk-, Hand- und Fingerproblemen, Beschwerden an Beinen, Stress, Kreislauferkrankungen, kreisenden Gedanken.

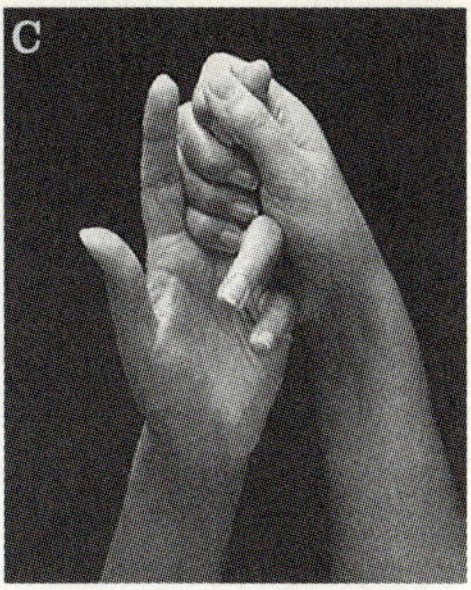

Mittelfinger

Anwendung bei: Leber- und Gallenproblemen, Atembeschwerden, Fieber, Halsweh, Stauungen in den Leisten und an den Füßen, Verdauungsstörungen, Brustkorb-, Rücken-, Hüft-, Nacken-, Armbeschwerden, Störungen an den Fortpflanzungsorganen; steigert die geistige Wachheit.

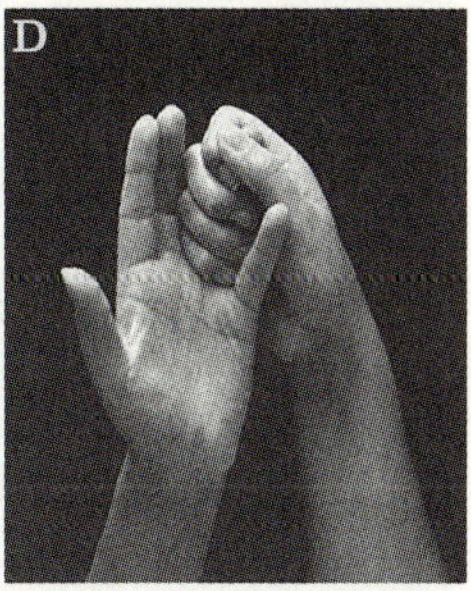

Ringfinger

Anwendung bei: Lungen- und Dickdarmproblemen, Rücken-, Verdauungsproblemen, Beinproblemen, Schlaflosigkeit, Augenspannungen, Atmungsproblemen, Allergien, Oberschenkelspannungen, Herzproblemen.

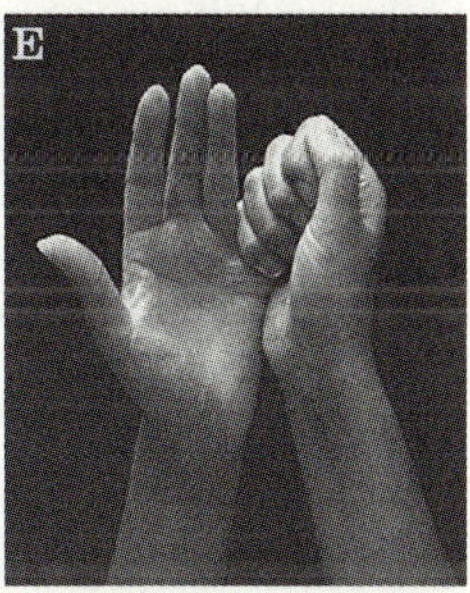

Kleiner Finger

Anwendung bei: Herz- und Dünndarmproblemen, Blutdruckabweichungen, Knochen- und Wundheilung, Hinterkopfbeschwerden, Rückensteifheit, Gleichgewichtsstörungen, Herzproblemen, Ohren-, Augen-, Nebennierenproblemen.

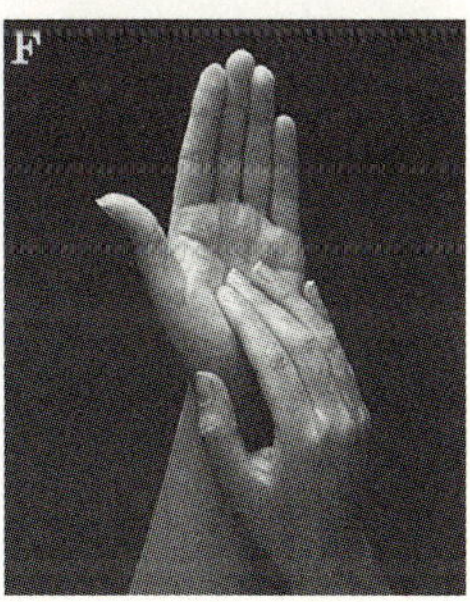

Handmitte

Anwendung bei: tauben Händen und Füßen, Schilddrüsenproblemen, fehlendem Lebensmut. Wird als Kurzstrom statt des Mittelstroms angewandt.

Fingerhaltungen

Gänzlich unbemerkt von anderen Personen kann man diese Fingerübungen (Mudras) überall und immer ausführen. Sie sind von erstaunlicher Heilwirkung und sollten nicht unterschätzt werden. Immer wieder wird mir berichtet, dass Anwender eine deutliche Steigerung ihres Vitalitätslevels verzeichnen können und gute Heilwirkungen zu erwarten sind.

Empfohlene Strömzeit: mindestens drei Minuten für jede Haltung.

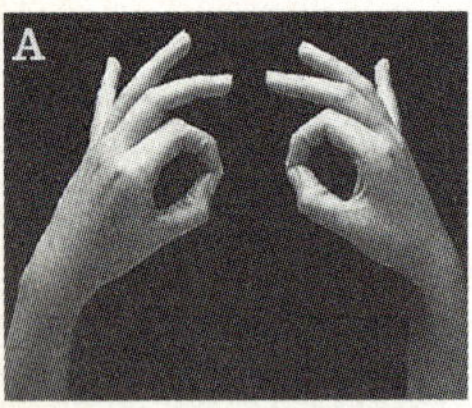

Stress

Die Spitze des Daumens wird mit sanftem Druck auf die Spitze des Zeigefingers gedrückt. Dadurch entsteht ein Ring. Die Haltung beruhigt, bringt den Betroffenen zu seiner Mitte zurück. Er kann leichter mit der hektischen Situation umgehen.

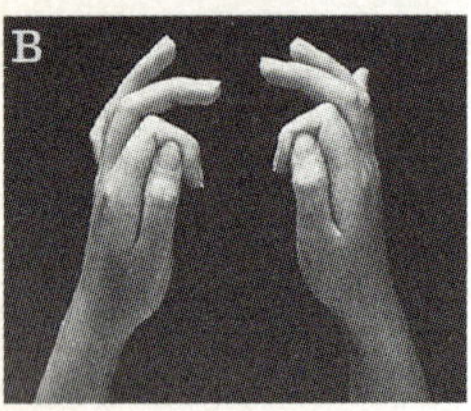

Energielosigkeit, Niedergeschlagenheit und mangelnde Kraft

Die Daumenspitze wird auf das mittlere Glied des Zeigefingers an der Innenseite gelegt.

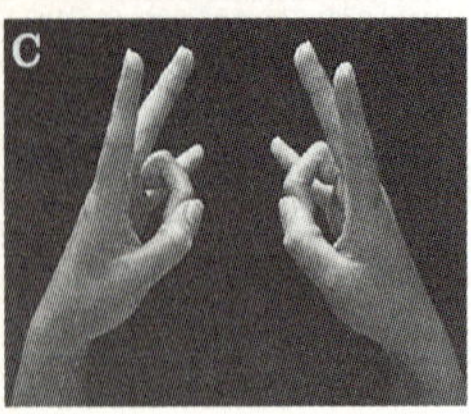

Besser durchatmen

Der Daumen wird auf den Ringfingernagel gelegt.

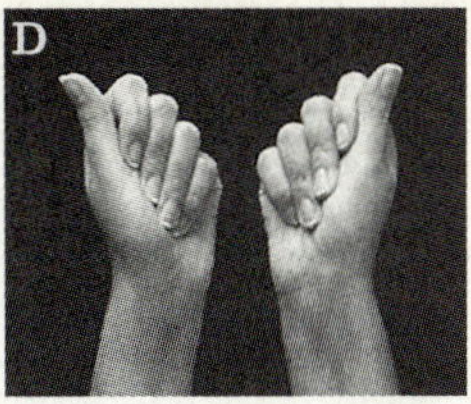

Wenn man zu wenig geschlafen hat

Die Fäuste so ballen, dass die Unterseiten der Finger auf den Daumenballen drücken.

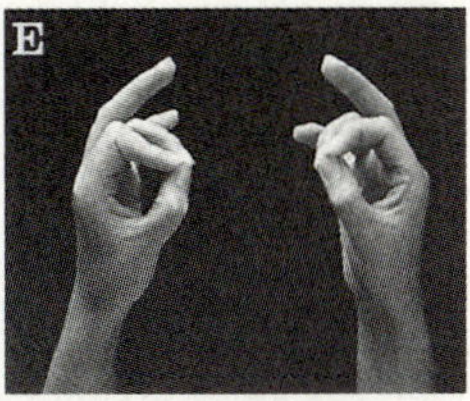

Herzschmerzen

Die Spitzen von Daumen, Zeigefinger und Mittelfinger werden leicht zusammengedrückt.

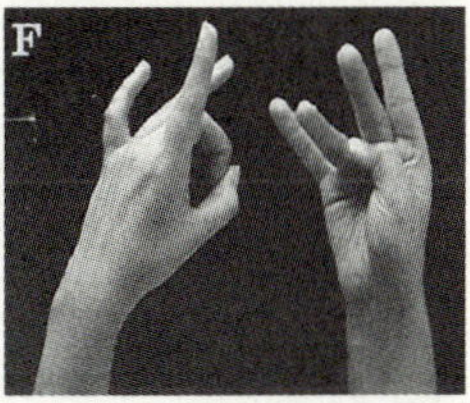

Bauchkrämpfe, Koliken

Der Daumennagel der rechten Hand wird auf das unterste Ringfingerglied gelegt, die Spitze des Mittelfingers der linken Hand drückt leicht auf die Mitte des oberen Daumengliedes.

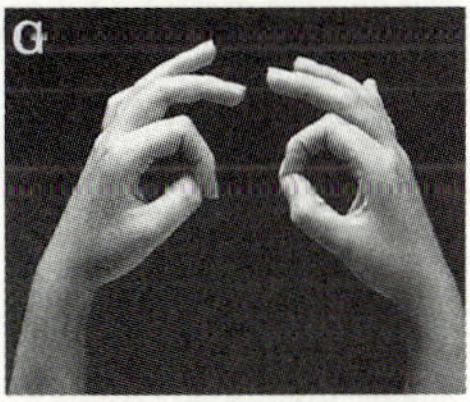

Magenbeschwerden

Daumen- und Zeigefingerspitze der rechten Hand drücken leicht gegeneinander. Die Zeigefingerspitze der linken Hand liegt auf dem linken Daumennagel.

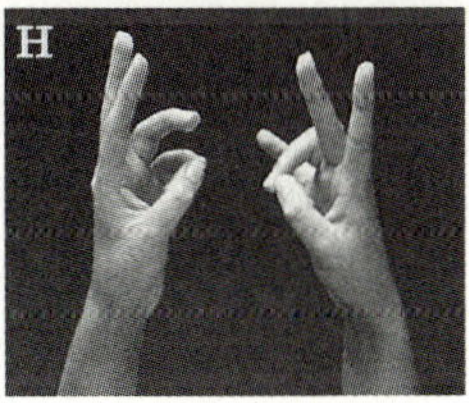

Schmerzen bei der Menstruation

Die Daumenspitze der rechten Hand liegt auf dem Nagelfalz des Ringfingers. Die Daumenspitze und die Spitze des kleinen Fingers der linken Hand werden leicht zusammengedrückt.

Fingerhaltungen als Gesundheitsprogramme

Die folgenden acht Mudras eignen sich hervorragend zur täglichen Anwendung, als Gesundheitsvorsorge, um alltägliche Spannungen abzubauen und die Vitalität zu erhöhen. Man kann sie nacheinander oder auch als Serie durchführen. Abwechselnd die (abgebildete) Position für die linke Seite durchführen und die (seitenverkehrte) Position für die rechte Seite. In jeder Fingerposition ca. 2–3 Minuten verbleiben.

Fingerhaltung 1

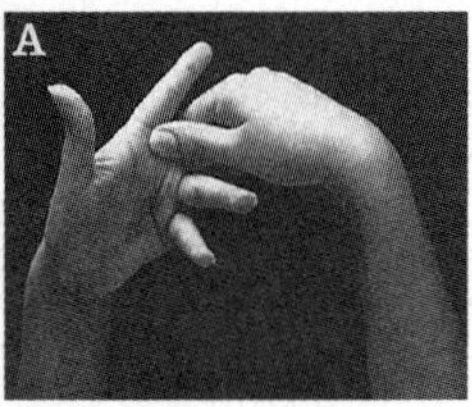

Halte die Unterseite des linken Mittelfingers mit dem rechten Daumen und lege die übrigen Finger der rechten Hand auf den linken Mittelfinger-Rücken. Das Gleiche danach an der anderen Hand.

Hilft, alles Belastende auszuatmen (alte Verletzungen, Frust, Müdigkeit, Stoffwechselgifte).

Fingerhaltung 2

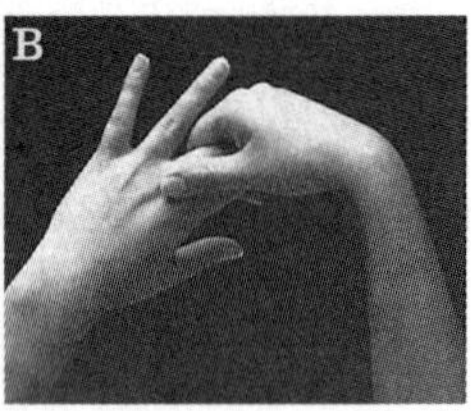

Halte den linken Mittelfinger-Rücken mit dem rechten Daumen und lege die übrigen Finger der rechten Hand auf die Unterseite des linken Mittelfingers. Das Gleiche danach an der anderen Hand.

Hilft beim Einatmen – beim Empfangen – vitalisiert.

Fingerhaltung 3

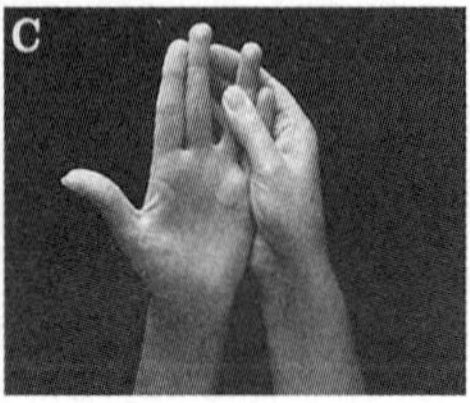

Halte die Unterseite des linken kleinen Fingers und Ringfingers mit dem rechten Daumen und lege die übrigen Finger der rechten Hand auf den linken kleinen Finger- und Ringfinger-Rücken. Das Gleiche danach an der anderen Hand.

Beruhigt – macht fröhlich – stärkt die Lebensfreude – gut bei Nervosität – stärkt Herz und Lungen.

Fingerhaltung 4

D

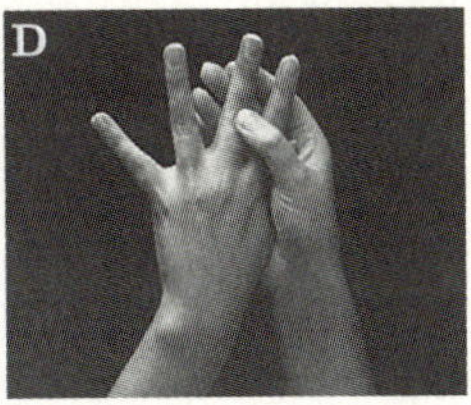

Halte Daumen, Zeigefinger und Mittelfinger-Rücken der linken Hand mit dem Daumen der rechten Hand und lege die übrigen Finger der rechten Hand auf die Unterseite von Daumen, Zeigefinger und Mittelfinger der linken Hand. Das Gleiche danach an der anderen Hand.

Hilft bei Übersäuerung – Müdigkeit – Stoffwechselproblemen – macht den Kopf frei – löst Alltagsstress, Ärger, Sorgen und Ängste auf – man fühlt sich jünger und sieht auch so aus.

Fingerhaltung 5

E

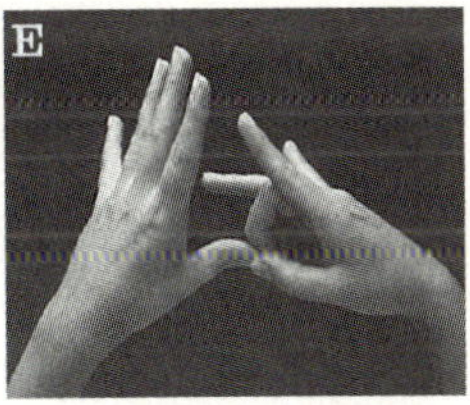

Lege den linken Daumen auf den rechten Mittelfingernagel und lege danach den rechten Daumen auf den linken Daumennagel.

Hilft dem Teint – hilft, wenn man launisch ist – hilft bei Gier auf Süßes – vitalisiert alle Körperfunktionen.

Fingerhaltung 6

F

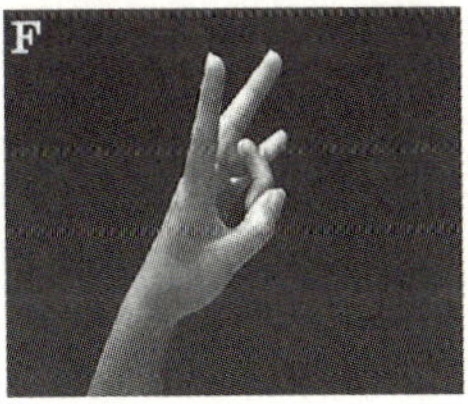

Lege den Daumen auf den Ringfingernagel derselben Hand. Das Gleiche an der anderen Hand.

Hilft der Atmung – den Ohren – bei unreiner Haut – wenn man sich zurückgewiesen fühlt – wenn man sich ungeliebt fühlt – unterstützt den gesunden Menschenverstand – bei Ungeschicklichkeit.

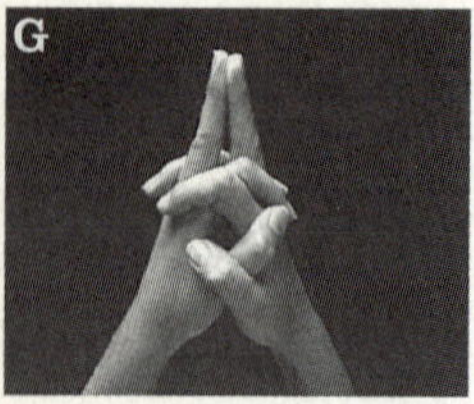

Fingerhaltung 7

Lege den linken und rechten Mittelfinger mit der Unterseite aneinander und falte die Hände.

Hilft auszuatmen – loszulassen – löst Alltagsstress – bringt Harmonie und Zufriedenheit – hilft allen absteigenden Energieströmen im Körper.

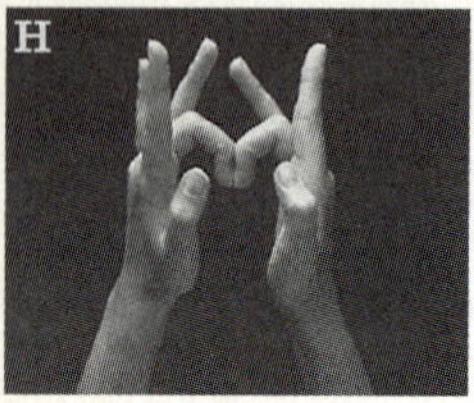

Fingerhaltung 8

Lege den linken und den rechten Mittelfingernagel aneinander.

Hilft zu empfangen – hilft einatmen – nimmt Rückenspannungen – stärkt das Wohlbefinden – hilft allen aufsteigenden Strömen.

Die Mutter strömt ihr Kind

Für die kleinen Gesundheitsprobleme, für die eine Mutter immer einige Hausmittel parat haben sollte, präsentiere ich hier einige Vorschläge, deren Anwendungen sich als sehr wirksam erwiesen haben. Alle bezeichneten Ströme sollten pro Sitzung etwa 10–20 Minuten lang durchgeführt werden, wenn eine Erkrankung ernsterer Natur vorliegt oder bereits chronisch geworden ist. Bei kleineren Beschwerden, wie z. B. einer beginnenden Erkältung, Hustenreiz oder Bauchweh, genügen oft schon wenige Minuten, um Linderung zu erwirken.

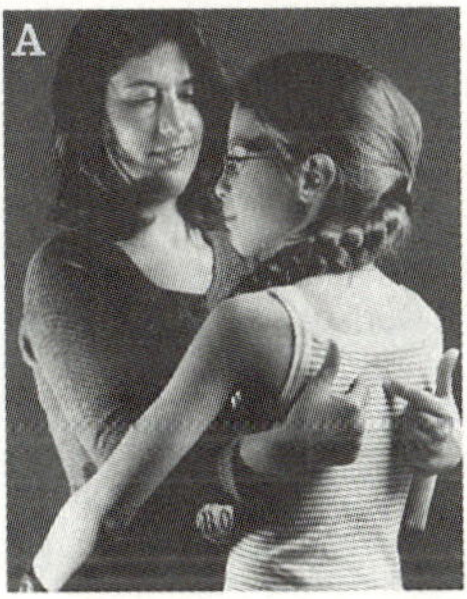

A

Neurodermitis, Heuschnupfen, Asthma

Allergien greifen um sich. Insbesondere Kinder sind belastet. Schon die Hälfte unseres Nachwuchses zeigt Symptome und muss gegen allerlei Auswirkungen kämpfen. Dagegen hat sich das Strömen des EP 10 bewährt.

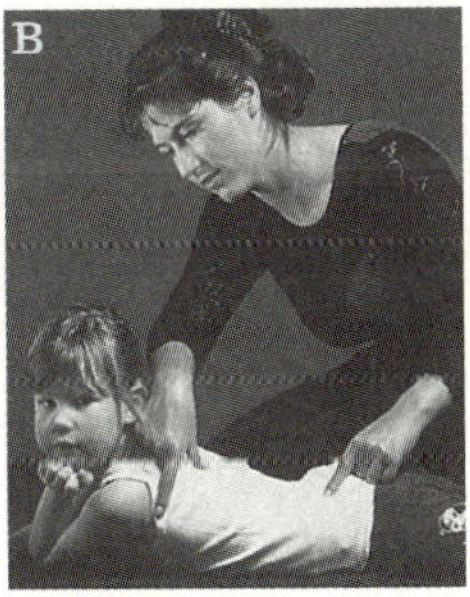

B

Babys brauchen Geborgenheit

Vertrauen ist die wichtigste Mitgift, die wir unseren Kleinen mit auf den Lebensweg geben können. Unterstützend zu allen mütterlichen Zuwendungen hilft hier folgender Strom: Eine Hand strömt den EP 2, die andere hält gleichzeitig den EP 26 und 9 auf der anderen Körperseite. Hiermit wird ebenfalls die Verdauung unterstützt.

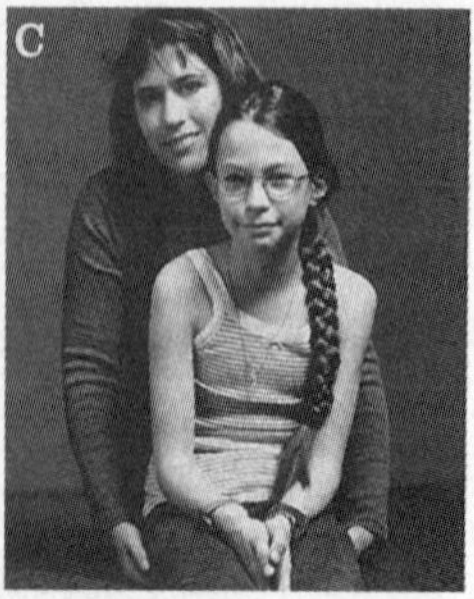

Unaufmerksamkeit, Konzentrationsschwäche

Im schulischen Bereich mangelt es manchen Kindern an nötiger Konzentration. Dies liegt oft an der fehlenden Energie. Die Mutter kann dem Kind helfen, vitaler zu sein, indem sie ihre Hände unter die EP 25 des Kindes legt und dies öfter am Tag wiederholt.

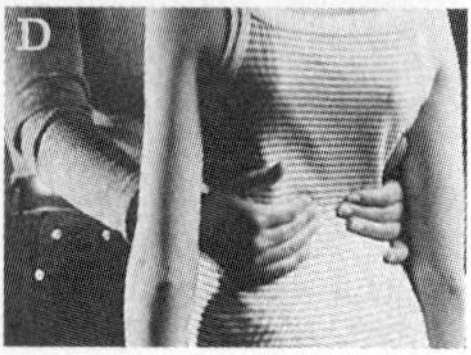

Ohrenschmerzen

Welches Kind klagt nicht gelegentlich darüber. Dagegen hilft der EP 23.

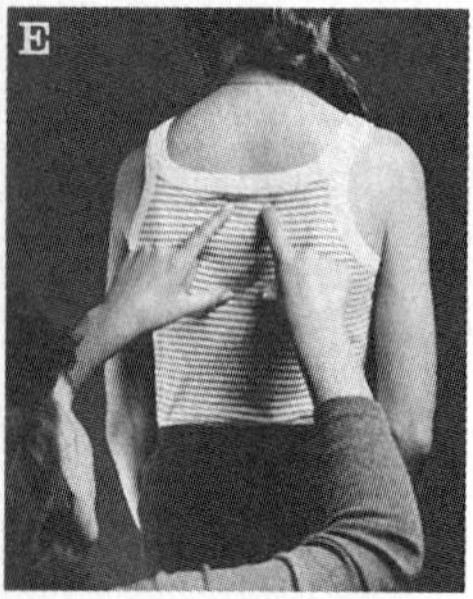

Husten und Bronchitis

Hier helfen die Energiepunkte 9 und 10, die man mit Daumen und Zeigefinger beider Hände in einem Griff strömen kann.

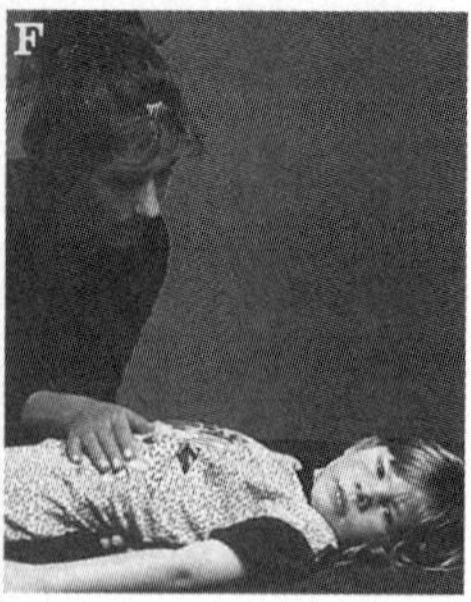

Bauchweh, Krämpfe, Koliken

Hier ist der EP 14 angebracht. Man kann auch die flache Hand über den gesamten Bereich, beide Seiten der Magenregion, legen.

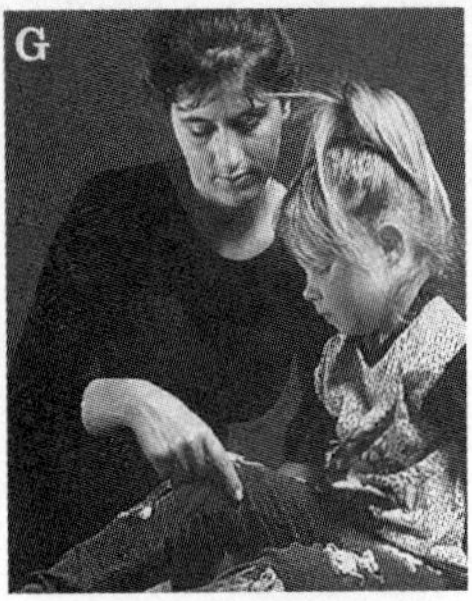

Schluckauf und Bauchweh

gehören wohl zum gelegentlichen Schicksal eines jeden Kindes. Der zarte Verdauungstrakt muss sich erst an unsere derbe Kost gewöhnen. Dagegen wird der EP 1 angewandt, der auch bei Schluckauf und Verschlucken bei Erwachsenen sehr erfolgreich eingesetzt wird.

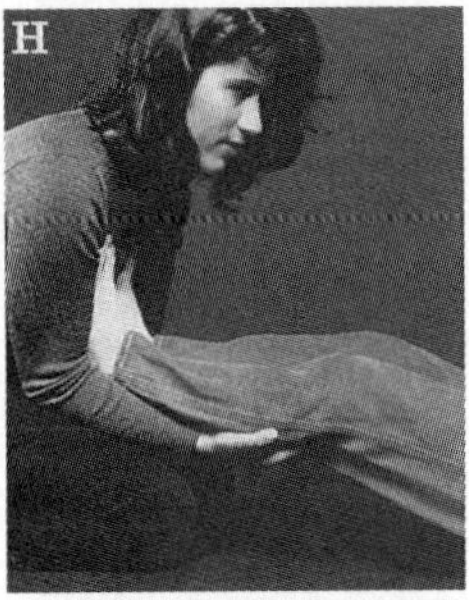

Fieber und Sonnenbrand

Dazu bettet die Mutter das Kind vor sich hin und nimmt seine Waden in die eigenen Handflächen. Die Fingerspitzen werden mit leichtem Druck in die Kniekehlen des Kindes geschoben.

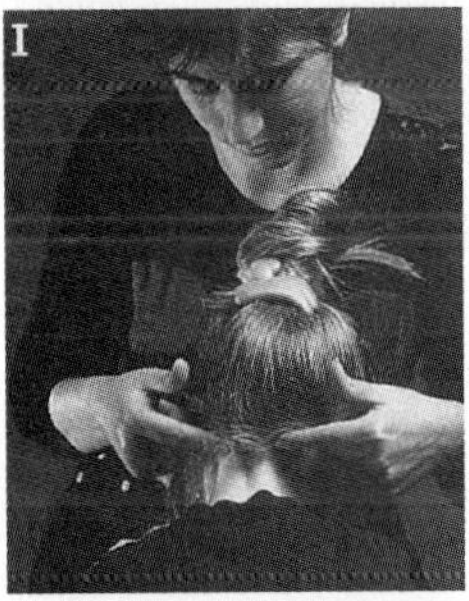

Probleme mit den Augen und verzögerte Entwicklungsprozesse

Da ist der EP 4 der Strömpunkt der ersten Wahl.

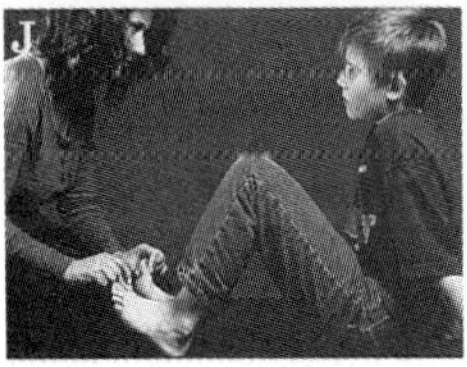

Hypermotorik, Übernervosität

Nicht gleich zu Medikamenten greifen. Hier hilft oft der bewährte EP 7, der öfter am Tag für wenige Minuten geströmt werden sollte.

Deine Hausapotheke

In deiner persönlichen Hausapotheke sollten einige Anwendungen enthalten sein, die du zu jeder Zeit ganz einfach einsetzen kannst. Dafür habe ich meine wichtigsten Tipps notiert.

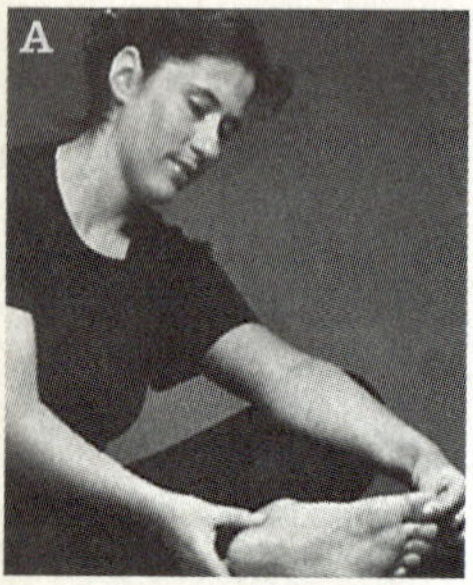

Kopfweh, Ohrprobleme, Verdauungsprobleme

Hier wird der «Schmerzgriff» eingesetzt. Dazu strömt eine Hand EP 5 und EP 16, die andere EP 7 und umfasst dabei Ober- und Unterseite des großen Zehs, unterhalb des Zehennagels.

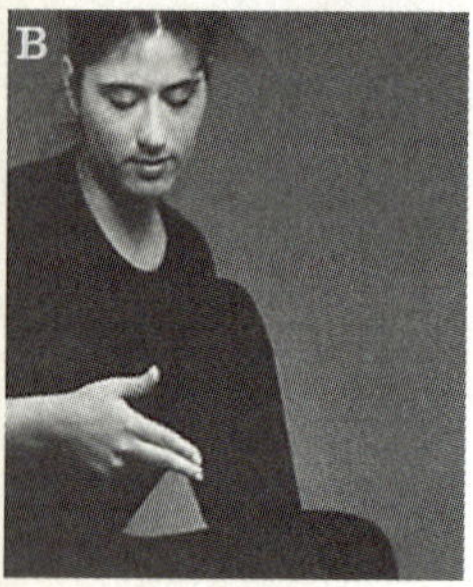

Zahnschmerzen

Hier ist der EP 8a eine schnelle Hilfe zur Linderung.

Verstopfung

Bestens hilft hier das Strömen des EP 8 auf der rechten Seite. (o. Abb.)

Durchfall

Es wird der EP 8 auf der linken Seite geströmt. (o. Abb.)

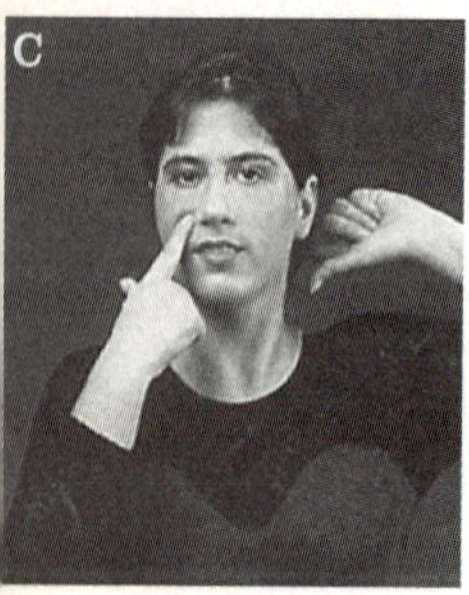

Übelkeit, Schwindel

Man kommt in die Jahre und stellt plötzlich fest, dass alles nicht mehr ganz so ist wie früher. So kann es schon mal passieren, dass man einen Moment benötigt, bis sich das Schwindelgefühl nach langem Bücken wieder legt. Oder gelegentliche Übelkeit, die hatte man in früheren Zeiten auch nicht. Da hilft es ganz hervorragend, wenn man den EP 21 zur gleichen Zeit wie den EP 4 auf der anderen Körperseite strömt.

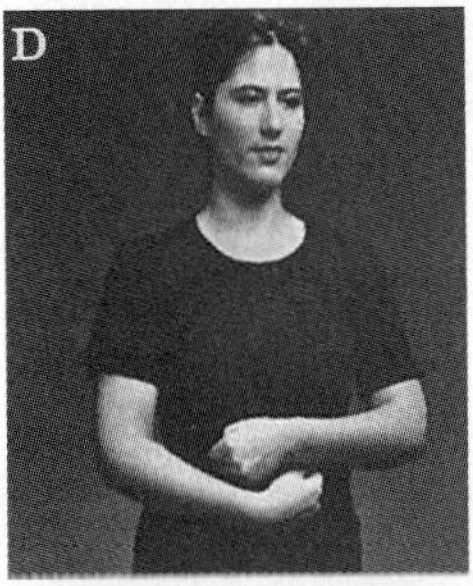

Bauchweh, Magenverstimmung, Leberbeschwerden, Gallenbeschwerden

EP 14 hilft hier. Aber auch das Auflegen beider Handflächen über Kreuz auf die ganze Region.

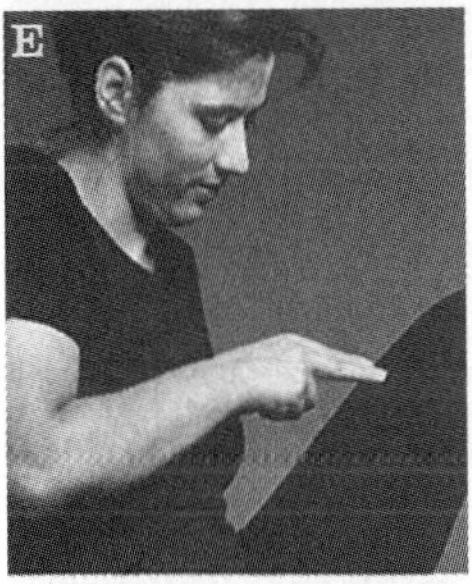

Übergewicht

Bestens lässt sich hier der Plan zu einer erfolgreichen Diät unterstützen oder der gesteigerte Appetit insgesamt beeinflussen. Dazu strömt man den EP 1 auf einer Seite oder auf beiden Seiten. Man kann auch die Handflächen über Kreuz auf die ganze Zone des EP 1a der jeweils anderen Körperseite legen. Nebenstehendes Foto zeigt EP 1a.

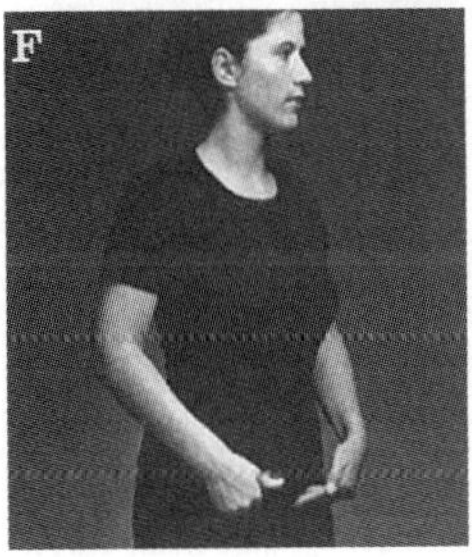

Wundheilung und Knochenbrüche

Dafür benötigt man oftmals ein gutes Hausmittel. Der EP 15 unterstützt alle Heilungsvorgänge, auch bei Knochenbrüchen, und steigert die Lebensfreude.

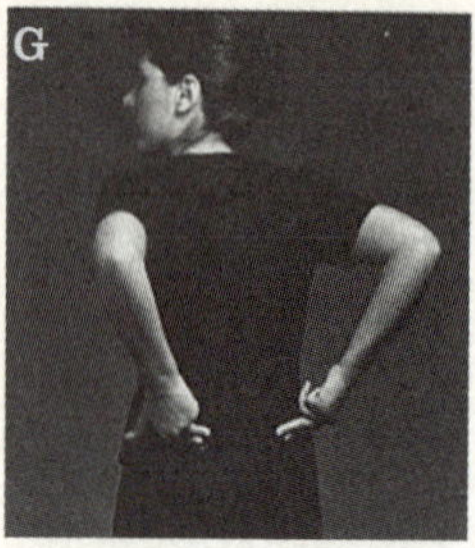

Grippe, Erkältungen

Der EP 2 ist eindeutig mein Lieblingsstrom. Bei jeder drohenden Grippe liegen meine Fingerspitzen bereits auf dem Hüftkamm. Auf diese Weise habe ich in den letzten Jahren allen Infektionen die Stirn bieten können. Besonders bei Kindern ist dieser Strom sehr hilfreich.

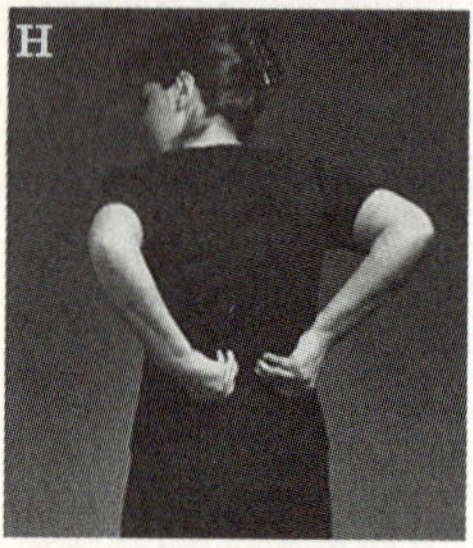

Stress, Stoffwechselschlacken

Der EP 23 hilft der Niere, zu entgiften und die Schlacken zu entsorgen. Stress wird auf diese Weise ebenfalls günstig beeinflusst.

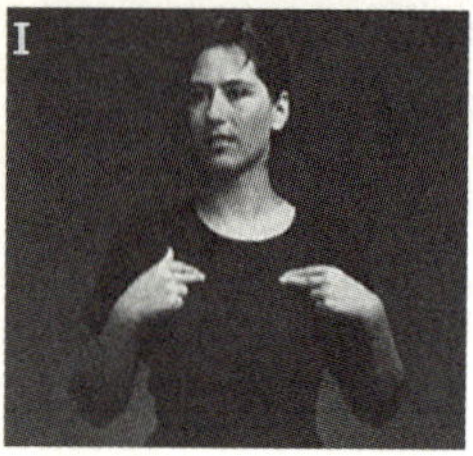

Husten, Bronchitis

Oftmals liegen meine Fingerspitzen auf dem EP 13. Hier kann ich günstig einwirken, wenn ich spüre, dass mich ein Hustenreiz plagen möchte. Auch wenn mir nach langem Reden die Stimme schwindet, kann ich mir auf diese Weise gut helfen.

Ströme für unterwegs

Wir sind heutzutage viel zu kopflastig. Deshalb ergeben sich durch unsere unnatürliche Lebensweise oftmals Kopfschmerzen, Spannungen im Kopf, kreisende Gedanken, deren man sich nicht entledigen kann, und Müdigkeit, die man direkt im Gesicht spürt. Dagegen habe ich einige Ströme aufgeschrieben, die mir persönlich sowie anderen Betroffenen immer gut geholfen haben und die sich problemlos auch unterwegs anwenden lassen.

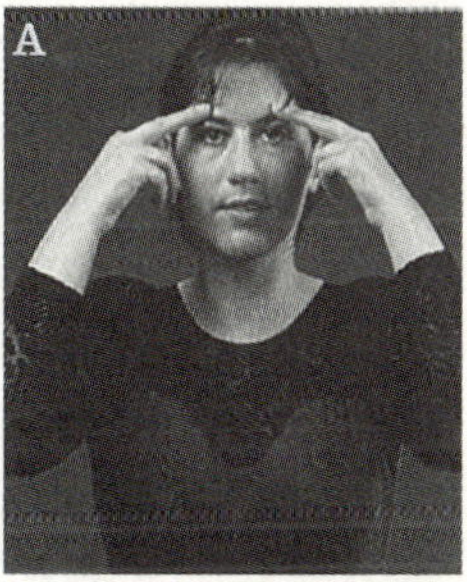

Kopfweh im Bereich von Augen und Stirn

Hier strömt man den Energiepunkt 20. Dieser Strom hilft auch bei starker Ermüdung.

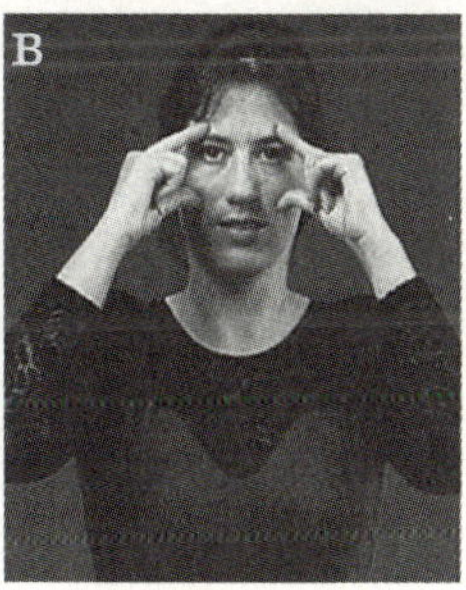

Kreisende Gedanken

Diese kann man auflösen, indem man den EP 21 gleichzeitig mit dem EP 20 strömt.

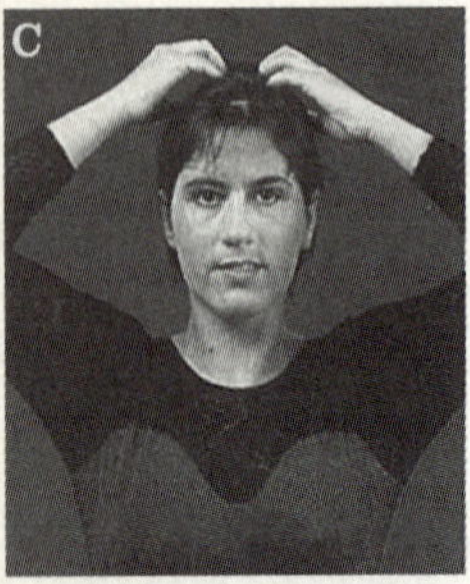

Energieverlust

Um Energie zu revitalisieren, stellt man die Fingerspitzen beider Hände seitlich zum Scheitel auf das Schädeldach.

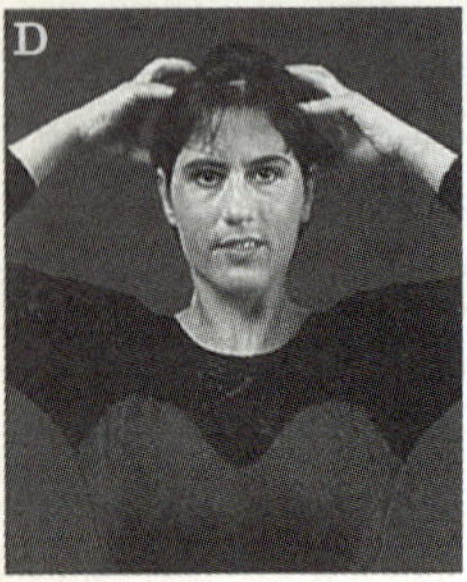

Spannungen im Kopfbereich

Spannungen, die von zu vielen Überlegungen, zu einseitigem Denken herrühren, kann man beseitigen, indem man die Fingerspitzen seitlich an den Schädel legt.

Fitness

Hier möchte ich einige spezielle Fitnessübungen vorstellen.

Fast jeder von uns fühlt sich gelegentlich müde, abgespannt und energielos.

Mit diesen vier Übungen können wir uns wieder vitalisieren und fühlen uns nach kurzer Zeit erfrischt und energievoll.

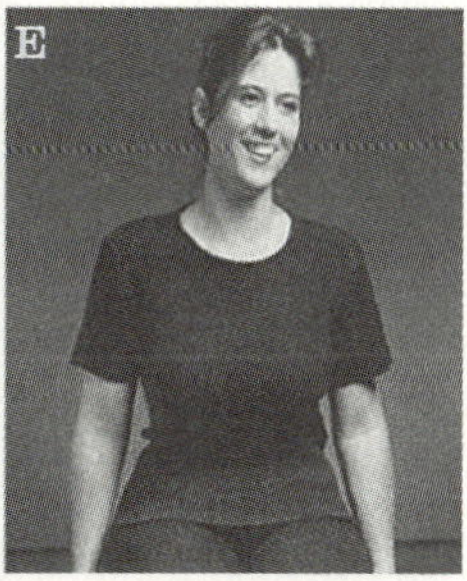

Tipp 1:
EP 25. Dafür empfiehlt sich das Sitzen auf den Handflächen oder den Handrücken. Mit dieser Übung erreicht man ähnliche Fitness-Ergebnisse wie mit dem Joggen. Ich habe es vielfach ausprobiert. Nur 20 Minuten Strömen wirkt wie mindestens eine Stunde intensivsten Joggens.

Während der Arbeitszeit kann man auch nur eine Hand unter den Sitzknochen legen.

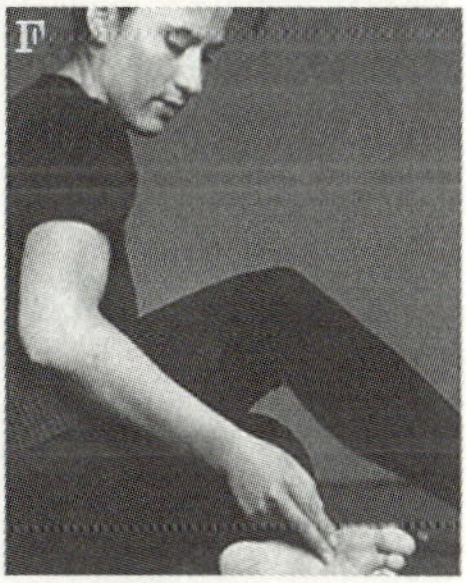

Tipp 2:
EP 6 strömt man sich bei Gleichgewichtsstörungen, Ohren- und Rückenproblemen. Dieser Strom ist besonders wichtig für Menschen, die viel am Schreibtisch sitzen und am Computer arbeiten. Der Rücken wird gestärkt, Schwindel und Benommenheit lösen sich auf.

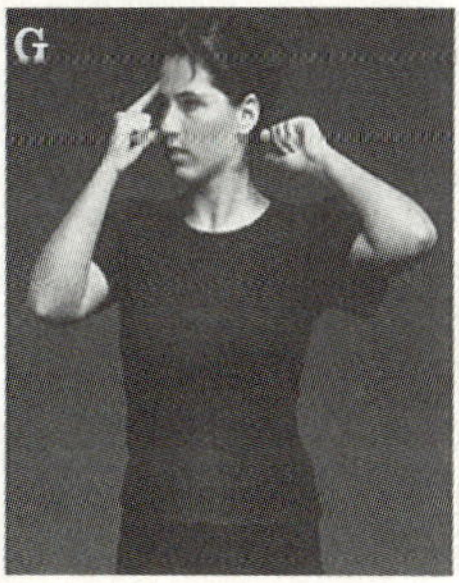

Tipp 3:
Eine Hand strömt mit Daumen und Mittelfinger EP 20 und EP 21, die andere Hand strömt den EP 4 auf der anderen Körperseite. Diese Kombination macht hellwach und erhöht die Aufmerk-

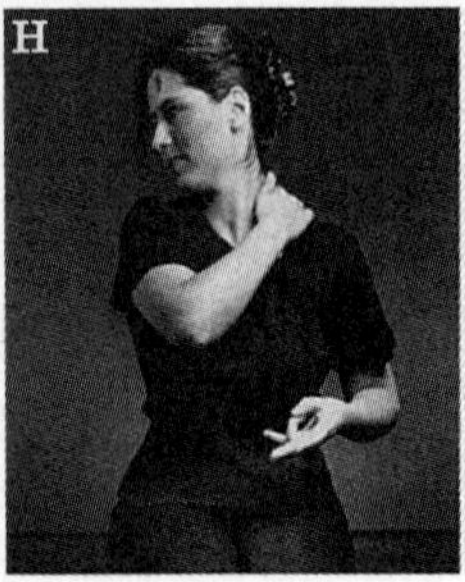

samkeit.

Tipp 4:
Eine Hand über die gegenüberliegende Schulter legen (EP 11 und EP 3). Mit der freien Hand einen Ring bilden aus Daumen und Ringfinger, Daumen auf Ringfingernagel legen. Gleichzeitig die Knie zusammendrücken (EP 1 auf EP 1). Diese Kombination regt alle Körperenergien an. Macht wach, revitalisiert, wenn man sehr abgespannt ist.

Grosses Strömprogramm

Mittelstrom

Organströme

Der Mittelstrom

Der Mittelstrom ist der König aller Ströme und wird mit Recht der Haupt-Energiestrom genannt. Diese Strömfolge wird von mir täglich angewandt (pro Griff mindestens drei Minuten). Ich möchte mal kühn behaupten, dass ich besonders diesem Strom einen großen Teil der Energie und des Elans zu verdanken habe, über den ich heute verfüge.

Ich kenne dadurch die körperlichen und seelischen Einbrüche gar nicht mehr, die mir in der Vergangenheit oftmals so viel zu schaffen gemacht hatten. Ich weiß noch sehr gut, wie lahm ich mich an manchen Tagen gefühlt habe und wie wenig ich dann leisten konnte. Auch meine Stimmung war nicht immer rosig. Ich hatte mich in früheren Zeiten notgedrungen damit abgefunden, dass ich manche Tage einfach aus meinem Kalender streichen musste. Dies hing nicht nur mit meiner miserablen Energiebilanz zusammen, die ich auf diese Welt mitgebracht habe, sondern auch mit den depressiven Verstimmungen, die mich so häufig die Dinge des Lebens nur noch hellschwarz und dunkelschwarz sehen ließen. Ich kann mich rückblickend selbst nicht verstehen. Kampflos habe ich es bei meiner schlappen Befindlichkeit belassen. Ich tröstete mich damit, dass es meiner Mutter ja auch zeit ihres Lebens nicht besser ergangen war. Sie hatte mir dazu noch allerlei andere Mängelchen vererbt. So quälten mich, ebenso wie meine Mutter, schlimme Migräneanfälle in schönster Regelmäßigkeit. Gelenkprobleme, Rheuma, Probleme mit dem Verdauungstrakt, Bronchitis, Anfälligkeit für Erkältungen und diverse andere Defekte gehörten zu unserem Leidensprogramm. Mir kam in meinen jüngeren Jahren gar nicht in den Sinn, gegen dieses «schicksalhafte Geschehen» anzugehen. Erst als ich der Invalidität nicht mehr fern war, als ich ohne Schmerzen nicht mehr liegen, stehen, gehen oder mich bücken konnte, erst als ich mich außerstande fühlte, meinen täglichen Pflichten ordentlich nachzugehen, begann ich, mich nach Möglichkeiten umzusehen, die meine Lage verbessern könnten. Der erste Schritt zu meiner heute guten gesundheitlichen Situation war das Umstellen der Ernährung auf vollwertige Trennkost. Darauf folgte die Einsicht, die mich veranlasste, ein tägliches kleines Sportprogramm zu absolvieren.

Einen wirklich entscheidenden Beitrag jedoch leistet das Strömen. Ich ströme mich grundsätzlich täglich. Mein Basisprogramm ist dabei der Mittelstrom.

Diesem Strom verdanke ich auch meine heute schon sprichwörtliche innere und äußere Ausgeglichenheit.

Manchmal denke ich jetzt sogar, ich hätte unerschöpfliche Energien zur Verfügung. Auf jeden Fall habe ich nunmehr eigentlich immer gute Laune und verbreite strahlenden Optimismus. Gänzlich vorbei sind die Zeiten, in denen ich mich nonstop mit Sinnkrisen abquälen musste, in denen ich keine Möglichkeit sah, mich zu motivieren.

Ich schreite heute fröhlich und energiegeladen durch den Tag. Gelegentlich mal erhielt ich durchaus den Beweis dafür, dass diese Vitalität mit dem Strömen in engem Zusammenhang stehen muss. Übermütig geworden durch ständiges Wohlergehen, lässt man ja leichtsinnigerweise oft nach mit den Bemühungen, die schlussendlich zu der aktuellen Befindlichkeit geführt hatten. Ich weiß also nicht, was mich manches Mal veranlasst hatte, mit meinen gesundheitlichen Fleißarbeiten einfach auszusetzen. Dann machte ich für einige Zeit keine Übungen mehr, strömte mich nicht und achtete auch nicht auf die nötige sinnvolle Zusammenstellung meiner Nahrung. Ein gesundheitlicher, energetischer, seelischer Einbruch war dann in schönster Regelmäßigkeit die Folge.

Reumütig kehrte ich jedes Mal wieder von meinen «Abstürzen» zurück. Ich habe mehrfach deutlich erfahren, wie viel dabei besonders das Strömen für mich tun kann.

Der Mittelstrom ist dafür mein tägliches Pflichtprogramm. Er erreicht alle tieferen Verspannungen und wird von mir als mein Instandhaltungsstrom genutzt. An mir selbst und durch die Beobachtung unzähliger Anwender habe ich erfahren, dass sich durch das Anwenden dieser Methode auch viele Alltagsbeschwerden im Laufe der Zeit verabschieden. Dieser Strom hebt deutlich den Level der Lebensenergie und sorgt für eine ausgeglichene Stimmungslage.

An der Vorderseite des Körpers wird die Ström-Energie nach unten gelenkt, um mit dem letzten Griff am Rücken entlang wieder nach oben zu fließen (geschlossener, eiförmiger Ring).

Obwohl der Mittelstrom eigentlich als Ganzes wirkt, kann man auch jeden einzelnen Griff daraus für sich alleine strömen.

Die Wirkungen, die den einzelnen Griffen zugeordnet sind:

1. Griff: stärkt die Lebenskraft, ist ein Jungbrunnen, hilft, den Blutdruck zu regulieren
2. Griff: ist günstig für Unterleib und Becken
3. Griff: fördert geistige Ausgeglichenheit, wirkt auf Schilddrüse, Nebenschilddrüse und Calciumhaushalt
4. Griff: fördert geistige Entwicklung, wirkt gegen Stress, macht glücklich
5. Griff: stärkt die Milzfunktion, das Herz, das Nervensystem, den Hormonhaushalt, somit das Immunsystem. Wirkt bei «wilden Gefühlen» wie Hass, Eifersucht, Verzweiflung
6. Griff: gibt seelische und körperliche Stabilität. Unterstützt die Verdauung in Dünn- und Dickdarm
7. Griff: macht den Kopf frei, zieht die Ströme von oben nach unten, bringt in Harmonie, sorgt für Stoffwechselgleichgewicht
8. Griff: öffnet das Becken, ist gut für die Sexualität, macht warme Füße

Die 8 Griffe des Mittelstroms

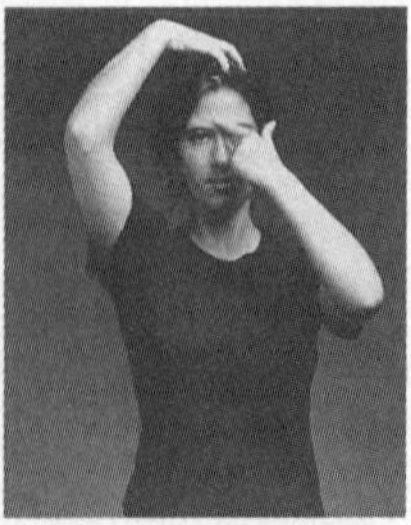

1. Griff
rechte Hand
auf den höchsten Punkt des Kopfes

linke Hand
auf die Stirn, ca. 1 cm oberhalb der Augenbrauenmitte

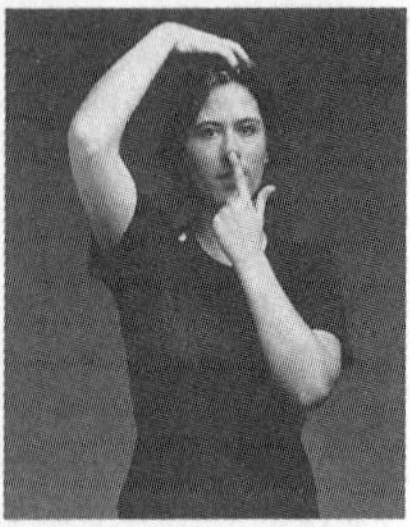

2. Griff
rechte Hand
bleibt auf dem höchsten Punkt des Kopfes

linke Hand
auf die Nasenspitze (leicht von unten nach oben gedrückt)

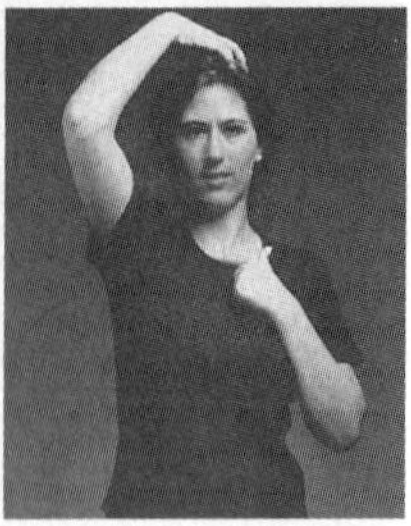

3. Griff
rechte Hand
bleibt auf dem höchsten Punkt des Kopfes

linke Hand
in die Halsgrube (leicht nach unten drücken)

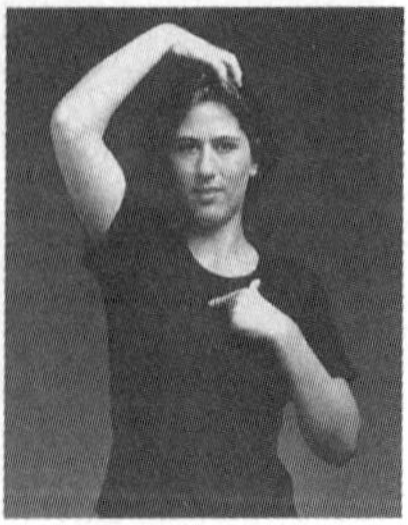

4. Griff
rechte Hand
bleibt auf dem höchsten Punkt des Kopfes

linke Hand
auf die Mitte des Brustbeins (Erhebung, Höhe Brustansatz)

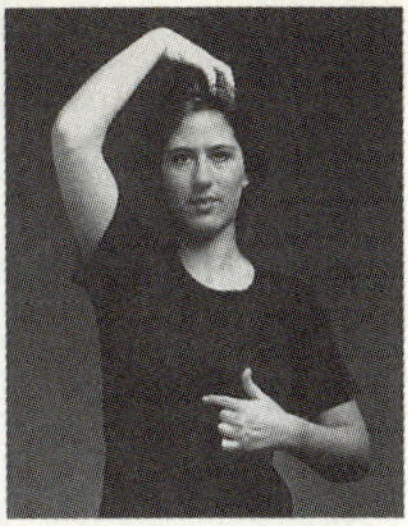

5. Griff
rechte Hand
bleibt auf dem höchsten Punkt des Kopfes

linke Hand
unter das Ende des Brustbeines am Rippenzusammenschluss

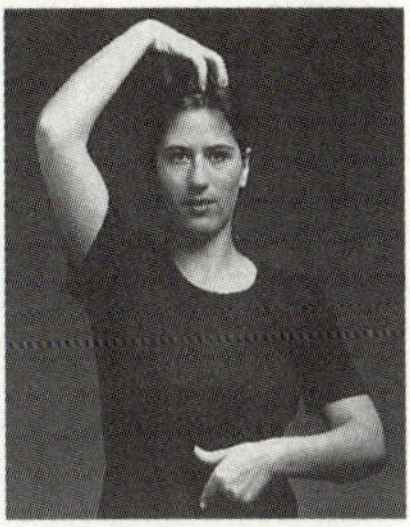

6. Griff
rechte Hand
bleibt auf dem höchsten Punkt des Kopfes

linke Hand
ca. zwei Fingerbreit über den Nabel

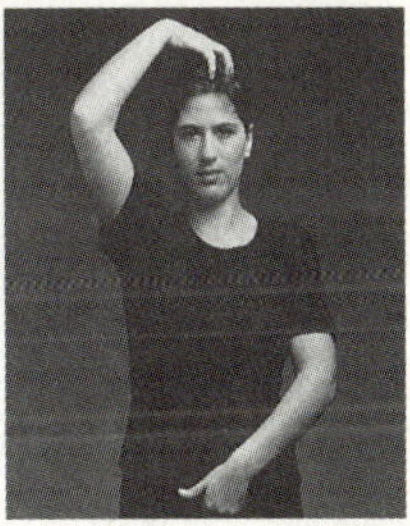

7. Griff
rechte Hand
bleibt auf dem höchsten Punkt des Kopfes

linke Hand
aufs Schambein

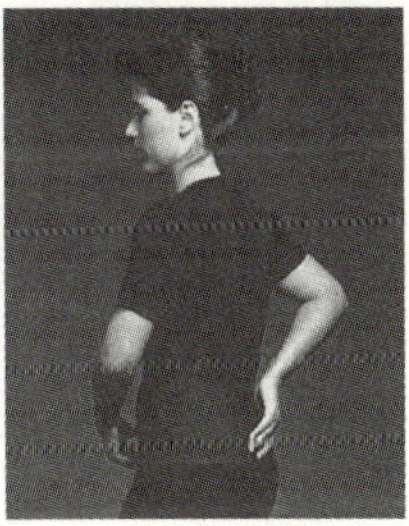

8. Griff
rechte Hand
aufs Steißbein

linke Hand
bleibt auf dem Schambein

SANFTE ENTSPRECHUNG:
1. Handmitte strömen
2. Erster Griff vom Mittelstrom

Die Organströme

Was sind Organströme?

Organströme sind Kombinationen von mehreren Energiepunkten (EP), die nacheinander geströmt werden. Sie helfen den ihnen entsprechenden Organen und ihren Energiebahnen. Durch die Abfolge der Behandlungspunkte wird die Energie direkt in das betreffende Organ gelenkt und ist in der Lage, alle seine Funktionen zu unterstützen. Dabei werden die einzelnen Organe auch von bestimmten anderen Organen und ihren Strömen unterstützt.

Die jeweils zu strömende Körperseite ist durch eine Unterlegung gekennzeichnet (siehe Zeichenerklärung).

Das tiefere Wissen darüber ist jedoch recht kompliziert und eher für Therapeuten von Interesse. Diese nutzen für Behandlungen auch raffiniertere Kombinationen und verbinden so unterschiedliche Ströme zu besonders effizienten Heilströmen.

Uns soll das Wissen über die einfachen Organströme im Moment genügen. Denn bereits durch diese Anwendungen lässt sich viel für Gesundheit und Vitalität erreichen.

**Es gibt folgende Organströme:
Lungenstrom/Dickdarmstrom/Herzstrom/Magenstrom/Milzstrom/Dünndarmstrom/Blasenstrom/Nierenstrom/Zwerchfellstrom/Nabelstrom/Gallenstrom/Leberstrom**

Will man mit dem Heilströmen bei chronischen Krankheiten langfristig einen guten Gesundheitserfolg erzielen, empfiehlt es sich, täglich den entsprechenden Organstrom anzuwenden. Für jeden Schritt rate ich dazu, mindestens drei Minuten mit den Fingerspitzen auf dem einzelnen Energiepunkt zu verweilen. Um ein optimales Heilergebnis zu erreichen, ist es sinnvoll, den Organstrom auf der rechten und linken Körperseite im täglichen Wechsel zu strömen.

Wenn du einen der Griffe (noch) nicht ausführen kannst, weil du nicht bequem an die entsprechenden Energiepunkte kommst, so lässt du diesen Griff vorübergehend weg. Im Laufe der Zeit wirst du deine Gelenkigkeit deutlich erhöhen.

Sanfte Alternativen zu Organströmen

Zusätzlich zu jedem Organstrom findest du so genannte «sanfte Alternativen». Dabei handelt es sich um Ströme, die rasch und unkompliziert während des Alltagsgeschehens angewandt werden können. Auch dann, wenn man nur eine Hand frei hat oder sich inmitten von Menschen befindet. Diese Kurzgriffe benötigen eine etwas längere Einwirkzeit und ein bisschen mehr Geduld, sind aber ebenfalls überraschend wirkungsvoll.

ZEICHENERKLÄRUNG:

○ = *linke Körperseite*

● = *rechte Körperseite*

◐ = *rechte oder linke Körperseite*

Der Lungenstrom

Auf der seelischen Ebene nützt dieser Strom ungeliebten Kindern (auch erwachsenen Kindern), wenn sie sich nicht angenommen, vielmehr zurückgesetzt fühlen oder übermäßige Trauer und Traurigkeit verspüren.

Auf der körperlichen Ebene können mit diesem Strom folgende Probleme angesprochen werden:

- Wenn man im Schulter- und Nackenbereich besonders kälteempfindlich ist
- Wenn man die Bildung des Knochenmarkes unterstützen will
- Wenn man unter Allergien leidet
- Wenn man unter Heuschnupfen leidet
- Wenn man übermäßige Schleimbildung verhindern will
- Wenn Stauungszustände in der Lunge gelindert werden sollen
- Wenn man unter Asthma leidet
- Wenn man Hautprobleme hat
- Hilft bei Neurodermitis
- Bei übermäßigem Schwitzen im Schlaf
- Bei Husten
- Bei Schmerzen im Daumen
- Wenn man einen kraftlosen Daumen hat

Der Lungenstrom stärkt die körperliche, aber auch die seelische Vitalität

Linker Lungenstrom

Dieser Strom beinhaltet 6 Griffe, die gleichzeitig mit beiden Händen ausgeführt werden. (Beim Strömen eines anderen sitzt man auf dessen rechter Seite.)

linke Hand	(14)	(14)	(14)	(14)	(14)	(14)
rechte Hand	(22)	(19a)	(18)	(11)	(22)	(13)

→ → → → →

Rechter Lungenstrom

Dieser Strom beinhaltet 6 Griffe, die gleichzeitig mit beiden Händen ausgeführt werden. (Beim Strömen eines anderen sitzt man auf dessen linker Seite.)

rechte Hand	(14)	(14)	(14)	(14)	(14)	(14)
linke Hand	(22)	(19a)	(18)	(11)	(22)	(13)

→ → → → →

Sanfte Alternativen:
(10) oder (3) oder Ringfinger oder zweite Zehe

Der Dickdarmstrom

Auf der seelischen Ebene mildert er vor allem Unzufriedenheit und Halsstarrigkeit. Festgefahrene Meinungen können hier aufgelöst werden.

Auf der körperlichen Ebene können mit diesem Strom folgende Probleme angesprochen werden:

- Wenn man Halsentzündungen hat
- Wenn die Wange angeschwollen ist (linke Wange – rechter Dickdarmstrom und umgekehrt)
- Zahnschmerzen links – rechter Dickdarmstrom und umgekehrt
- Wenn man einen steifen Zeigefinger hat
- Wenn das Handgelenk auf der Innenseite schmerzt
- Wenn die Schulter an der Vorderseite schmerzt
- Wenn man an den Fingern Arthritis hat (verdickte Gelenke)
- Hilft gegen Schuppenflechte
- Hilft bei Neurodermitis
- Wenn man Ausscheidungsprobleme hat
- Wenn man einen Tennisarm hat

Mit diesem Strom begegnet man Vorurteilen und vorschnellem Beurteilen.

Linker Dickdarmstrom

Dieser Strom beinhaltet 6 Griffe, die gleichzeitig mit beiden Händen ausgeführt werden. (Beim Strömen eines anderen sitzt man auf dessen rechter Seite.)

linke Hand	11	11	11	11	11	11
rechte Hand	Zeigefinger	13	14	21	22	22

Rechter Dickdarmstrom

Dieser Strom beinhaltet 6 Griffe, die gleichzeitig mit beiden Händen ausgeführt werden. (Beim Strömen eines anderen sitzt man auf dessen linker Seite.)

rechte Hand	11	11	11	11	11	11
linke Hand	Zeigefinger	13	14	21	22	22

Sanfte Alternativen:

12 oder 24 oder Ringfinger oder zweite Zehe

Hier kann regulierend eingewirkt werden: wenn man sich nicht so geben kann, wie man ist, wenn man sich verstellt und nicht die Wahrheit sagen mag. Wenn man etwas nimmt, das einem nicht gehört oder zusteht, und wenn man nichts annehmen kann, was einem geschenkt wird (auch Lob, Liebe, Hilfe, Kritik), wenn man seine Bedürfnisse nicht zu äußern wagt.

Auf der körperlichen Ebene können folgende Probleme mit diesem Strom angesprochen werden:

- Wenn man Taubheit oder Schmerzen im linken Arm verspürt (prüfen lassen, ob Herzinfarkt droht) – linker Herzstrom
- Wenn man Beschwerden in oder um die Achselhöhlengegend hat (s. o.)
- Wenn man Probleme mit dem Oberarm hat
- Wenn man Probleme mit der Vorderseite des Ellenbogens hat
- Wenn man der Alzheimer'schen Krankheit vorbeugen oder deren Entwicklung verzögern möchte

Dieser Strom hilft einem so zu sein, wie man ist. Er kann auch sehr erfolgreich bei allen Degenerationserscheinungen angewandt werden.

Linker Herzstrom

Dieser Strom beinhaltet 7 Griffe, die gleichzeitig mit beiden Händen ausgeführt werden. (Beim Strömen eines anderen sitzt man auf dessen rechter Seite.)

linke Hand	11	11	11	11	11	11	11
rechte Hand	17	22	14	15	1	5	7

Rechter Herzstrom

Dieser Strom beinhaltet 7 Griffe, die gleichzeitig mit beiden Händen ausgeführt werden. (Beim Strömen eines anderen sitzt man auf dessen linker Seite.)

rechte Hand	11	11	11	11	11	11	11
linke Hand	17	22	14	15	1	5	7

Sanfte Alternativen:

(17) oder (13) oder kleiner Finger oder große Zehe

Der Magenstrom

Dieser Strom wird auch der Managerstrom oder Ordnungsstrom genannt. Er wird bei Sorgen geströmt und bei dem Zwang, immer etwas leisten zu müssen. Aber auch bei großem Stress kann er angewandt werden. Oder umgekehrt, wenn man schwer in die Gänge oder nicht aus dem Bett kommt und oft unpünktlich ist. Depressionen können aufgehellt werden. Hier wird harmonisiert, wenn man sich in alles einmischt oder man sich um gar nichts kümmern mag, «den lieben Gott einen guten Mann sein lässt». Der Magenstrom wirkt relativierend, wenn ein übergroßes Fürsorgebedürfnis besteht, wenn man ununterbrochen damit beschäftigt ist, die Umwelt, den Garten und seine Mitmenschen zu «gestalten», und wenn ein außergewöhnliches Bedürfnis nach Aufmerksamkeit besteht.

Auf der körperlichen Ebene können folgende Probleme mit diesem Strom angesprochen werden:

- Wenn man Halsschmerzen hat
- Wenn man ungewöhnlich trockene Lippen hat
- Wenn man Magenschmerzen, Magengeschwüre hat
- Wenn man vor lauter Sorgen graue Haare bekommt
- Wenn man Haarausfall hat (Gründe dafür können auch bei Niere oder Dünndarm liegen)
- Wenn man an Eisenmangel leidet
- Wenn man mit dem Magenpförtner Probleme hat
- Wenn eine Magenschleimhautentzündung vorliegt
- Wenn man sehr nervös ist
- Wenn man sein Idealgewicht erreichen möchte
- Wenn man zu starken Speichelfluss hat (beim Sprechen oder nachts)
- Wenn man eine heiße und schwitzige Haut hat

- Wenn man Wasser im Unterleib hat
- Wenn man Schmerzen im Handrücken hat
- Wenn man Schmerzen an der mittleren Handsehne hat
- Bei steifem oder geschwollenem Mittelfinger
- Wenn man Blinddarmbeschwerden hat
- Wenn man Beschwerden in der Leistenbeuge hat
- Wenn man Probleme im Bereich des äußeren Fußknöchels hat (bei EP 16)
- Wenn man Probleme am äußeren Fußrist hat (bei EP 24)
- Wenn man Probleme mit den Nieren hat (rechter Magenstrom hilft der linken Niere und umgekehrt)

Insgesamt wirkt dieser Strom mäßigend, beruhigend und ordnend auf äußere chaotische Verhältnisse und auf einen aufgeregten Körper und Geist, gibt aber auch Energie, wenn man zu wenig Initiative aufbringen kann.

Linker Magenstrom

Dieser Strom beinhaltet 7 Griffe, die gleichzeitig mit beiden Händen ausgeführt werden. (Beim Strömen eines anderen sitzt man auf dessen rechter Seite.)

linke Hand	22 →	14 →	23 →	14 →	1a →	8a →	Mittelzeh
rechte Hand	21	21	21	21	21	21	21

Rechter Magenstrom

Dieser Strom beinhaltet 7 Griffe, die gleichzeitig mit beiden Händen ausgeführt werden. (Beim Strömen eines anderen sitzt man auf dessen linker Seite.)

rechte Hand	22 →	14 →	23 →	14 →	1a →	8a →	Mittelzeh
linke Hand	21	21	21	21	21	21	21

Sanfte Alternativen:

(1) oder (14) oder Daumen oder kleine Zehe

Der Milzstrom

Dieser Strom gibt Vertrauen in eigene Fähigkeiten, hilft, Geborgenheit zu finden, zu geben und die Angst vor Nähe abzubauen. Hier kann die Beziehung zur Mutter geordnet werden, wenn diese übermächtig war oder grenzüberschreitend gewirkt hat. Hier regulieren sich Begriffsstutzigkeit, Erinnerungsprobleme und schlechtes Denkvermögen. Hilft auch, wenn man übermäßige Gier nach Essen oder Erlebnissen hat, «nichts anbrennen lassen möchte», nur schwer alleine bleiben kann oder wenn man vieles gleichzeitig tut (z. B. essen, Musik hören, lesen, unterhalten).

Auf der körperlichen Ebene können folgende Probleme mit diesem Strom angesprochen werden:

- Wenn man energielos und oft müde ist
- Wenn man lahme und kraftlose Beine hat
- Wenn man unverdaute Nahrung im Stuhl hat
- Bei Problemen mit der Bauchspeicheldrüse
- Wenn man nach dem Essen oder tagsüber schlafen muss
- Wenn man zu wenig rote Blutkörperchen hat (anämisch ist)
- Wenn man übertrieben große Lust auf Süßes hat
- Wenn man an Bulimie (Zwang, das Gegessene zu erbrechen) leidet
- Wenn man an Magersucht leidet
- Wenn man nach dem Essen Schmerzen in der Magengegend hat
- Bei Lebensmittel-Unverträglichkeiten
- Wenn man an Diabetes leidet
- Wenn man häufig gähnen muss (Energiemangel)
- Wenn man an Weißfluss leidet
- Wenn man zu Allergien neigt

- Wenn man häufig Schluckauf hat
- Wenn man Trigeminusprobleme hat
- Wenn man Hautprobleme hat

Dieser Strom stärkt das Herz und gilt als so genannter «Schönheitsstrom», da er das Bindegewebe und die Gesichtsmuskulatur unterstützt.

Linker Milzstrom

Dieser Strom beinhaltet 4 Griffe, die gleichzeitig mit beiden Händen ausgeführt werden. (Beim Strömen eines anderen sitzt man auf dessen rechter Seite.)

linke Hand	5	→ 14	→ 14	→ 14
rechte Hand	Steißbein	Steißbein	13	22

Rechter Milzstrom

Dieser Strom beinhaltet 4 Griffe, die gleichzeitig mit beiden Händen ausgeführt werden. (Beim Strömen eines anderen sitzt man auf dessen linker Seite.)

rechte Hand	5	→ 14	→ 14	→ 14
linke Hand	Steißbein	Steißbein	13	22

Sanfte Alternativen:

22 oder 14 oder Daumen oder kleine Zehe

Der Dünndarmstrom

Dieser Strom kann helfen, wenn man sich zwanghaft bemüht, das Richtige zu tun. Wenn man auf seine Intuition nicht vertraut, weil man Angst hat, etwas falsch zu machen, oder weil man glaubt, «alles besser zu wissen». Dieser Strom wirkt mäßigend bei Übergenauigkeit, bei übermäßiger Sorgfalt, bei Überanstrengung.

Auf der körperlichen Ebene können folgende Probleme mit diesem Strom angesprochen werden:

- Wenn man Probleme mit den Ohren hat (linkes Ohr – rechter Dünndarmstrom und umgekehrt)
- Wenn man unter gelegentlicher oder chronischer Taubheit leidet
- Wenn man das Gefühl hat, dass sich die Ohren schließen
- Wenn die Wange geschwollen ist (linke Wange – rechter Dünndarmstrom und umgekehrt)
- Wenn man Beschwerden im Hals hat (Halsschmerzen, geschwollen, rau)
- Wenn man Probleme mit dem Kinn hat
- Wenn man Probleme mit der Schulter hat
- Wenn man Probleme mit dem Oberarm hat
- Bei Problemen mit dem Ellenbogen
- Bei Stottern oder anderen Sprachproblemen
- Wenn man abweichende Cholesterinwerte hat
- Hilft bei Neurodermitis
- Wenn man der Alzheimer'schen Krankheit vorbeugen oder deren Entwicklung verzögern möchte

Dieser Strom hilft, zur richtigen Zeit das Richtige zu tun, und kann bei allen degenerativen Krankheitsbildern angewandt werden.

Linker Dünndarmstrom

Dieser Strom beinhaltet 4 Griffe, die gleichzeitig mit beiden Händen ausgeführt werden. (Beim Strömen eines anderen sitzt man auf dessen rechter Seite.)

linke Hand	11	→	11	→	11	→	11
rechte Hand	13		19		1		7

Zur Selbstbehandlung:
rechten EP 19 durch rechten EP 14 ersetzen

Rechter Dünndarmstrom

Dieser Strom beinhaltet 4 Griffe, die gleichzeitig mit beiden Händen ausgeführt werden. (Beim Strömen eines anderen sitzt man auf dessen linker Seite.)

rechte Hand	11	→	11	→	11	→	11
linke Hand	13		19		1		7

Zur Selbstbehandlung:
linken EP 19 durch linken EP 14 ersetzen

Sanfte Alternativen:
19 oder 17 oder kleiner Finger oder große Zehe

Der Blasenstrom

Dieser Strom eignet sich besonders für Menschen, die sich und anderen nicht trauen; die das Bedürfnis haben, alles ihrem Ordnungsprinzip zu unterwerfen, die für alles eine Formel benötigen: Übergenauigkeit, Pedanterie, Negativität, Zwanghaftigkeit, negative Einstellung zum Körper, übermäßige Abscheu vor Schmutz, Putzfimmel, Kontrollbedürfnis («analer Charakter»).

Auf der körperlichen Ebene können folgende Probleme mit diesem Strom angesprochen werden:

- Wenn man Probleme beim Wasserlassen hat oder an Harn-Inkontinenz leidet
- Wenn man Probleme beim Stuhlgang hat (Loslassen) oder an Stuhl-Inkontinenz leidet
- Wenn man den Calcium- und Wasserhaushalt ausgleichen möchte (auch Nierenstrom)
- Wenn man Ohrprobleme hat
- Wenn man unter brüchigen Knochen leidet (auch Niere)
- Bei Osteoporose
- Bei Rückenschmerzen
- Bei gekrümmtem kleinem Finger
- Bei Ödemen
- Wenn man die Knie nicht strecken kann (im Liegen)
- Bei steifem Nacken
- Bei Afterjucken

Empfehlenswerter Strom, um Giftstoffe auszuleiten.

Linker Blasenstrom

Dieser Strom beinhaltet 7 Griffe, die gleichzeitig mit beiden Händen ausgeführt werden. (Beim Strömen eines anderen sitzt man auf dessen rechter Seite)

linke Hand	12	12	12	12	12	12	12
rechte Hand	25	Kniekehle	16	23	9	10	3

Rechter Blasenstrom

Dieser Strom beinhaltet 7 Griffe, die gleichzeitig mit beiden Händen ausgeführt werden. (Beim Strömen eines anderen r. o.)

rechte Hand	12	12	12	12	12	12	12
linke Hand	25	Kniekehle	16	23	9	10	3

Kurzströme als Variante (zur Selbstbehandlung geeignet):

Linker Blasenstrom

Dieser Strom beinhaltet 4 Griffe, die gleichzeitig mit beiden Händen ausgeführt werden. (Beim Strömen eines anderen sitzt man auf dessen rechter Seite)

linke Hand	Steißbein	Kniekehle	16	kl. Zeh
rechte Hand	12	12	12	12

Rechter Blasenstrom

Dieser Strom beinhaltet 4 Griffe, die gleichzeitig mit beiden Händen ausgeführt werden. (Beim Strömen eines anderen r. o.)

rechte Hand	Steißbein	Kniekehle	16	kl. Zeh
linke Hand	12	12	12	12

Sanfte Alternativen:

25 oder 23 oder **Zeigefinger** oder **vierte Zehe**

Der Zwerchfellstrom

Diesen Strom kann man auch den «Beschützer des Herzens» nennen. Er unterstützt das Selbstvertrauen von Grund auf bis in die kleinsten Zellen. Deshalb stärkt er auch in hohem Maße das Immunsystem, hilft, Wunden und Knochenbrüche zu heilen.

Auf der körperlichen Ebene können mit diesem Strom folgende Probleme angesprochen werden:

- Wenn man nicht ausreichend ausatmet
- Wenn man zu viel Schwung hat oder einem jeder Schritt schwer fällt
- Bei übermäßiger Extrovertiertheit
- Stärkt die sexuelle Energie
- Wenn sexuelle Säfte zu wenig oder zu viel vorhanden sind
- Wenn einem die Energie fehlt, nach einem Rückschlag weiterzumachen
- Wenn man nachts wach bleiben möchte
- Wenn man starkes Herzklopfen hat
- Wenn man stechende Schmerzen in der Herzgegend hat (muss ärztlich untersucht werden, oftmals Vorbote eines Herzinfarktes)
- Wenn man ein glühendes Gesicht oder fiebrige Handflächen hat
- Wenn die Säfte nicht fließen können
- Wenn das Blut zu dick ist und man zu Thrombosen neigt

Dieser Strom gleicht aus, wenn man sich aus der vorhandenen Fülle nicht bedienen kann.

Linker Zwerchfellstrom

Dieser Strom beinhaltet 5 Griffe, die gleichzeitig mit beiden Händen ausgeführt werden. (Beim Strömen eines anderen sitzt man auf dessen rechter Seite.)

linke Hand	14 →	25 →	25 →	25 →	25
rechte Hand	19	19	5	Handmitte	Ringfinger

Rechter Zwerchfellstrom

Dieser Strom beinhaltet 5 Griffe, die gleichzeitig mit beiden Händen ausgeführt werden. (Beim Strömen eines anderen s. o.)

rechte Hand	14 →	25 →	25 →	25 →	25
linke Hand	19	19	5	Handmitte	Ringfinger

Sanfte Alternativen:

15 oder 10 oder Handmitte oder Mitte Fußsohle

Stromvariante (zur Selbstbehandlung geeignet):

Linker Zwerchfellstrom

Dieser Strom beinhaltet 5 Griffe, die gleichzeitig mit beiden Händen ausgeführt werden. (Beim Strömen eines anderen sitzt man auf dessen rechter Seite.)

linke Hand	19 →	19 →	25 →	25 →	Ringfinger
rechte Hand	14	25	5	Handmitte	25

Rechter Zwerchfellstrom

Dieser Strom beinhaltet 5 Griffe, die gleichzeitig mit beiden Händen ausgeführt werden. (Beim Strömen eines anderen s. o.)

rechte Hand	19 →	19 →	25 →	25 →	Ringfinger
linke Hand	14	25	5	Handmitte	25

Sanfte Alternativen:

15 oder 19a oder Handmitte oder Mitte Fußsohle

Der Nierenstrom

Diese Abfolge wird geströmt, wenn man eine tief sitzende Angst relativieren möchte. Dabei geht es um Existenzängste, Angst zu sterben, Panik und übermäßigen Stress. Aber auch eigene Schuldgefühle werden hier angesprochen sowie Schuldgefühle, die man anderen auferlegt. Der Nierenstrom hilft, wenn man sich nichts gönnt, wenn man meint, es dürfe einem nicht gut gehen, weil man es nicht verdient hätte, wenn man sich nicht mag und wenn man große Schamgefühle hat. Wir sprechen hier von dem «Niemand-mag-mich-Strom».

Auf der körperlichen Ebene können folgende Probleme mit diesem Strom angesprochen werden:

- Wenn man den Kreislauf aktivieren möchte
- Wenn man ein labiles Immunsystem hat
- Zur Stabilisierung brüchiger Knochen
- Wenn man Haare und Fingernägel kräftigen möchte (hilft dem Calciumhaushalt)
- Gegen beschleunigten Herzschlag
- Wenn man oft kalte Ohren hat
- Wenn man an Ohrenentzündung leidet
- Wenn man leicht errötet
- Bei Herpes, auch vorbeugend
- Probleme mit dem Rektum, wie Hämorrhoiden, Afterjucken
- Gleicht den Calciumhaushalt aus
- Gleicht den Wasserhaushalt aus
- Bei Zähneknirschen
- Bei Osteoporose
- Bei Ödemen
- Bei Haarausfall
- Bei Schuppenflechte

- Wenn man etwas gegen Impotenz tun möchte
- Wenn man etwas gegen Nasenbluten tun möchte

Alle Kreisläufe, auch die geistiger, seelischer und materieller Art, können hiermit beeinflusst werden.

Linker Nierenstrom

Dieser Strom beinhaltet 5 Griffe, die gleichzeitig mit beiden Händen ausgeführt werden. (Beim Strömen eines anderen sitzt man auf dessen rechter Seite.)

linke Hand	Schambein	Schambein	14	13	12
rechte Hand	kl. Zeh	Steißbein	Steißbein	Steißbein	Steißbein

Rechter Nierenstrom

Dieser Strom beinhaltet 5 Griffe, die gleichzeitig mit beiden Händen ausgeführt werden. (Beim Strömen eines anderen sitzt man auf dessen linker Seite.)

rechte Hand	Schambein	Schambein	14	13	12
linke Hand	kl. Zeh	Steißbein	Steißbein	Steißbein	Steißbein

Sanfte Alternativen:

23 oder 15 oder Zeigefinger oder vierte Zehe

Der Gallenstrom

Hier ist der Strom, den man einsetzen kann, wenn man das Gefühl hat, sich nicht ausreichend durchsetzen zu können. Genauso aber hilft er bei unkontrollierter Wut, bei Unbeherrschtheit, wenn man seine Gefühle nicht angemessen ausdrücken kann oder sich ohnmächtig fühlt. Hier haben wir den Strom für Choleriker und Überschwängliche, genauso wie für Menschen, die sich ihrer Meinung nach unterschätzt fühlen und Hemmungen haben, sich mitzuteilen.

Auf der körperlichen Ebene können mit diesem Strom folgende Probleme angesprochen werden:

- Migräne, die aus unterdrückten Gefühlen oder unterdrückter Wut herrührt
- Wenn die Stimme gepresst klingt
- Bei Kraftlosigkeit, im physischen und psychischen Sinn
- Wenn man schwache Muskeln hat oder zu Muskelkrämpfen neigt (auch EP 8/16 oder 8/8)
- Wenn man sich nur schwer auf die Seite legen kann
- Wenn man Kopfschmerzen an der Seite des Kopfes hat
- Wenn man kurz- oder weitsichtig ist
- Wenn man Rippenfellprobleme hat
- Bei Problemen mit den Knie-Außenseiten
- Bei Gallenproblemen
- Wenn man häufig einen bitteren Geschmack im Mund hat
- Wenn man tiefe Seufzer von sich gibt
- Wenn die Außenseite der Beine heiß ist
- Probleme im Bereich des 4. Lendenwirbels
- Probleme mit dem Rektum
- Hämorrhoiden
- Hilft bei Neurodermitis

- Wenn der Ringfinger steif ist oder gebeugt und sich nicht gerade biegen lässt
- Wenn man häufig aufstoßen muss

Dieser Strom hilft, sich zu mäßigen und flexibel zu sein, aber auch, sich problemlos anpassen zu können.

Linker Gallenstrom

Dieser Strom beinhaltet 6 Griffe, die gleichzeitig mit beiden Händen ausgeführt werden. (Beim Strömen eines anderen sitzt man auf dessen rechter Seite.)

linke Hand	12	12	12	12	12	12
rechte Hand	20	Steißbein	16	14	14	22

Rechter Gallenstrom

Dieser Strom beinhaltet 6 Griffe, die gleichzeitig mit beiden Händen ausgeführt werden. (Beim Strömen eines anderen sitzt man auf dessen linker Seite.)

rechte Hand	12	12	12	12	12	12
linke Hand	20	Steißbein	16	14	14	22

Sanfte Alternativen:
8 oder 16 oder Mittelfinger oder Mittelzehe

Der Nabelstrom

Dieser Strom wirkt auf eine sehr spirituelle Weise. Er hilft, Vertrauen zu fassen, öffnet den Menschen für die Fülle genauso wie dafür, den Verzicht anzunehmen: «Ich erhalte alles, was ich brauche und was ich wirklich aus tiefem Herzen haben möchte – was ich nicht bekomme, benötige ich auch nicht!» Er öffnet das Herz.

Auf der körperlichen Ebene können mit diesem Strom folgende Probleme angesprochen werden:

- Wenn man an Rheumatismus leidet
- Wenn man Gelenkbeschwerden hat
- Wenn man sehr introvertiert ist
- Wenn man Ohrgeräusche (Tinnitus) hat
- Wenn man einen Hörsturz hat
- Wenn man Beschwerden an der Rückseite des Ohres hat
- Bei häufigem Schwitzen im Schlaf
- Wenn man einen steifen und/oder geschwollenen Ringfinger hat
- Wenn man einen tauben Rachen hat
- Wenn der äußere Rand des Auges schmerzt oder eitert

Dieser Strom hilft, die Situation und die Fähigkeiten richtig einzuschätzen und in Demut und Bescheidenheit die Dinge oder Menschen zu akzeptieren, wie sie sind. Sehr gut in der Schwangerschaft. Stärkt die sexuelle Energie. Hilft bei Hormonproblemen.

Linker Nabelstrom

Dieser Strom beinhaltet acht Griffe, die gleichzeitig mit beiden Händen ausgeführt werden. (Beim Strömen eines anderen sitzt man auf dessen rechter Seite)

linke Hand

(20) (20) (14) (14) (23) (25) (16) (Ringfinger)

rechte Hand → → → → → →

(19) (12) (12) (14) (14) (14) (14) (14)

Rechter Nabelstrom

Dieser Strom beinhaltet 8 Griffe, die gleichzeitig mit beiden Händen ausgeführt werden. (Beim Strömen eines anderen sitzt man auf dessen linker Seite.)

rechte Hand

(20) (20) (14) (14) (23) (25) (16) (Ringfinger)

linke Hand → → → → → →

(19) (12) (12) (14) (14) (14) (14) (14)

Kurzströme als Variante (zur Selbstbehandlung geeignet):

Linker Nabelstrom

Dieser Strom beinhaltet 3 Griffe, die gleichzeitig mit beiden Händen ausgeführt werden. (Beim Strömen eines anderen sitzt man auf dessen rechter Seite.)

linke Hand	(12)	→ (20)	→ (12)
rechte Hand	(11)	(11)	(11)

Rechter Nabelstrom

Dieser Strom beinhaltet 3 Griffe, die gleichzeitig mit beiden Händen ausgeführt werden. (Beim Strömen eines anderen sitzt man auf dessen linker Seite.)

rechte Hand	(12)	→ (20)	→ (12)
linke Hand	(11)	(11)	(11)

Sanfte Alternativen:

(13) oder (2) oder Handmitte oder Mitte Fußsohle

Der Leberstrom

Wenn sich der Mensch an allem «entzündet» oder aufreibt, hilft dieser Strom. Wenn er nicht ertragen kann, dass Vorhaben nicht gelingen, sich ihm etwas in den Weg stellt oder wenn andere Menschen im Wege sind. Dieser Strom wirkt ausgleichend, wenn jemand darauf wartet, dass andere etwas Falsches sagen oder dass sie einen Fehler machen. Dieser Strom ist ein Synonym dafür, dass man etwas «nicht schlucken» will.

Auf der körperlichen Ebene können folgende Probleme mit diesem Strom angesprochen werden:

- Wenn man Entzündungen allgemein bekämpfen will
- Wenn man unter Menstruationsbeschwerden leidet
- Wenn man unter Schluckbeschwerden leidet
- Wenn die Speiseröhre entzündet ist
- Wenn man Hüftbeschwerden hat
- Wenn man kurz- oder weitsichtig ist
- Hilft bei Neurodermitis
- Wenn man geschmeidige und flüssige Bewegungen anstrebt
- Wenn man nur kleine Schritte machen kann (auch in geistiger und seelischer Hinsicht)
- Wenn man Lähmungen hat

Dieser Strom ist das «Ölkännchen» des Körpers, hilft, geschmeidiger zu machen, und besänftigt.

Linker Leberstrom

Dieser Strom beinhaltet 6 Griffe, die gleichzeitig mit beiden Händen ausgeführt werden. (Beim Strömen eines anderen sitzt man auf dessen rechter Seite.)

linke Hand	4	→	4	→	4	→	4	→	4	→	4
rechte Hand	22		14		1		5		18		18

Rechter Leberstrom

Dieser Strom beinhaltet 6 Griffe, die gleichzeitig mit beiden Händen ausgeführt werden. (Beim Strömen eines anderen sitzt man auf dessen linker Seite.)

rechte Hand	4	→	4	→	4	→	4	→	4	→	4
linke Hand	22		14		1		5		18		18

Sanfte Alternativen:

(4) oder (22) oder Mittelfinger oder Mittelzehe

Erfahrungsberichte,
die helfen sollen, das
Japanische Heilströmen
bei kleinen Alltags-
beschwerden anzuwenden

Meine eigenen Erfahrungen mit dem Heilströmen

In dem folgenden Teil dieses Buches möchte ich meinen Lesern von eigenen Erfahrungen mit dem japanischen Heilströmen berichten. Mein Wissen darüber habe ich verschiedenen Quellen entnommen und sie im Laufe der vielen Jahre der Anwendungen an mir selbst und an anderen ausprobiert. Ich hatte ursprünglich mit den Lehren des japanischen *Jin Shin Jyutsu* begonnen. Diese Methode bildet noch heute die Basis meiner Kenntnisse. Zusätzlich habe ich mich anderweitig informiert und mein Wissen weiter ergänzt. Einige der Anwendungen habe ich dem *Touch for Health* zu verdanken, anderes ist der *Akupressur* entnommen. Aber auch die *Fußreflexzonenmassage* hat einen wichtigen Anteil an vielen Erkenntnissen. Das Wissen über die indischen *Mudras* hat mich zusätzlich bereichert.

So gebe ich heute nur weiter, was vielfach von mir an anderen und durch andere ausprobiert wurde und erfolgreich angewandt wird. Meine eigenen Erfahrungen habe ich in die passenden kleinen Geschichten verpackt, so, wie sie sich zugetragen haben und belegen lassen.

Zu jedem Erfahrungsbericht sind Tipps angegeben, welche Punkte und/oder Strömfolgen ich dir zur Anwendung empfehle. Diese sind vereinfacht dargestellt in Form von Kreisen. Da jeder Energiepunkt (EP) auf beiden Körperseiten zu finden ist, kennzeichnet die Farbe des Kreises «rechts», «links» bzw. «rechts *oder* links» *(siehe Zeichenerklärung).*

Im Anschluss an meine eigenen Ausführungen veröffentlichte ich die Erfahrungsberichte, um die ich einen mit mir befreundeten Energie-Therapeuten gebeten hatte. Er erzählte mir einige Begebenheiten aus seiner Praxis, die ihm in Erinnerung geblieben waren. Alexander wendet das Heilströmen im Rahmen des *Jin Shin Jyutsu* an, hat aber auch sein Wissen um viele eigene Erfahrungen erweitert. Leider praktiziert er zwischenzeitlich nicht mehr.

ZEICHENERKLÄRUNG:

○ = *linke Körperseite*

● = *rechte Körperseite*

◐ = *rechte oder linke Körperseite*

KOPFSCHMERZEN

Bis vor wenigen Jahren war ich ein typischer «Migräne-Fall». Ein ungeliebtes Erbe meiner Mutter. Zum Glück haben wir beide die Migräne bereits durch die vollwertige Trennkost völlig überwunden. Lediglich ein leichter, manchmal auch schwererer Kopfschmerz stellt sich gelegentlich ein.

Längst habe ich die Erfahrung gemacht, dass Kopfwehtabletten die Schmerzzustände selten beseitigen, sie vielmehr oft verschlimmern. Dennoch erwische ich mich immer wieder dabei, von einer Pille Hilfe zu erwarten. Da die Tabletten meist nicht zu dem gewünschten Erfolg führen, bleibt mir dann letztendlich doch nichts weiter übrig, als mich zu strömen. Gewiss, in solch einem Moment reiße ich mich nicht danach. Wer hat schon Lust auf artistische Übungen, wenn ihm der Schädel brummt? Ich überwinde mich dann notgedrungen, lege einen Fuß über das andere Knie, greife mit festem Druck des Zeigefingers und Daumens um meine Ferse auf die Energiepunkte 16 und 5. Daumen und Zeigefinger der anderen Hand umfassen mit ebenfalls festem Druck die Ober- und Unterseite des großen Zehs unterhalb des Zehnagels des gleichen Fußes (EP 7). 20 Minuten mindestens sollte so geströmt werden. Noch wirkungsvoller ist diese Maßnahme, wenn sie von einer anderen Person ausgeübt wird.

Der Erfolg lässt etwas auf sich warten. Ich habe allerdings noch nie erlebt, dass er gänzlich ausbleibt. «Völlig schmerzfrei» bis «wesentlich besser» waren bislang immer die Aussagen der Behandelten eine Stunde später.

Insbesondere in den Ferienmonaten kuren viele Lehrer und Lehrerinnen bei uns in Bad Salzhausen. Nicht zuletzt, weil sie hoffen, mit Hilfe der vollwertigen Trennkost von ihren Kopfschmerzen befreit zu werden. Diese Erwartung können wir in der Regel langfristig erfüllen. Was aber, wenn gleich zu Beginn der Kur eine Kopfweh-Attacke droht, die Urlaubszeit zu vergällen? Wenn ich anwesend hin, nehme ich einen Fuß des/der Betroffenen auf meinen Schoß und ströme ihn 20 Minuten während meines Ernährungsvortrages. Nach einer Stunde frage ich nach dem Befinden. Meist hat er/sie vergessen, wie schlecht es ihm/ihr gerade eben noch ging.

Tipp 1

Eine Hand strömt (16) (5) gemeinsam
andere Hand strömt gleichzeitig (7) am selben Fuß

FÜR DIE SELBSTBEHANDLUNG:
Fuß über das andere Knie legen. *(siehe Seite 134 Foto A)*
Wenn die Kopfschmerzen vorwiegend an einer Kopfseite angesiedelt sind, strömt man die Energiepunkte der anderen Körperseite.

Tipp 2

Gallenstrom *(siehe Seite 168)*
Migräne hat häufig mit der Gallenblase zu tun. Die psychischen Ursachen sind dann meist unausgedrückte Wut oder Ohnmachtsgefühle.

Kopfdruck und Druck auf den Ohren

Daran leide ich gelegentlich. Ich hatte früher ganz massive Probleme mit dem Druck im Kopf, der sich so anfühlte, als sei die Hirnmasse größer als der Schädel.

Ich suchte verzweifelt nach Auswegen. Durch den Druck im Kopf hatte ich auch Druck auf den Ohren, ähnlich wie das bei schnell zu überwindenden Höhenunterschieden gelegentlich der Fall ist. Das Schlimme aber war, dass dieser Druck ständig vorhanden war, nonstop.

Ich rannte von Arzt zu Arzt. Niemand konnte mir die Gründe für meine Beschwerden erklären. Ich ließ mir die Schilddrüse operieren und erhoffte dadurch eine Besserung. Fehlanzeige. Kaum verließ ich das Krankenhaus, war der Druck im Kopf wieder da. Die Odyssee ging also weiter.

Und wieder konsultierte ich die gesamte Palette der für solche Bereiche zuständigen Ärzte. Erst ein Hals-Nasen-Ohren-Arzt nahm sich die Zeit, mir zu erklären, dass ich völlig «gesund im Kopfe» sei. Er gab mir den Rat, mir doch einmal zu überlegen, ob ich nicht zu viel Verantwortung trüge, ob diese Beschwerden nicht psychosomatischen Ursprungs seien und der Grund dafür ein Gefühl der Ohnmacht wäre.

Ich wusste sofort, dass hier der Weg zu finden war. Durch Veränderungen in meinem Leben, auch Umorganisieren und Verschieben manchen Stellenwertes, habe ich tatsächlich meine Beschwerden nahezu völlig «in den Griff bekommen». Nur manchmal, wenn ich wie ein rasender Derwisch durch unsere Geschäftsräume fege, spüre ich, dass der Druck in meinem Kopf sich erhöht.

Ich höre heute auf dieses Warnsignal und nehme die nächste Gelegenheit wahr, um mich zu strömen. Ich kann dann regelrecht darauf warten, dass der Überdruck nachlässt. Besonders für Spannungen im Kopfbereich ist das Strömen der gesamten Region um den Energiepunkt 4 empfehlenswert. Gleichzeitig werden auch Spannungen im Augenbereich mitbehandelt.

Tipp 1

Eine Hand strömt (4)
andere Hand strömt gleichzeitig (4) auf der anderen Körperseite

oder: Eine Hand auf den gesamten Bereich der Energiepunkte 4 legen

oder: Beide Hände übereinander auf den Bereich der Energiepunkte 4 legen

Magenschmerzen

Mein Magen ist ein Schwachpunkt in meiner Gesundheit. Wenn ich mich aufrege, bekomme ich Magenschmerzen. So ging es mir auch, als ich einmal zu einem Meeting in Bad Salzhausen verabredet war. Ich hatte noch viele Vorbereitungen zu treffen, zum Strömen war keine Zeit. Also fuhr ich meine üblichen 25 Kilometer mit dem Auto einhändig (Automatik-Schaltung). Die andere Hand strömte derweil den Daumen der Hand am Lenkrad. Halsbrecherisch? Ja, ein wenig, aber als ich ankam, waren die Magenschmerzen weg.

Tipp 1

Magenstrom

Hilft auch gegen Überaktivität, wenn man nicht abschalten kann oder sich um zu viel kümmert. *(siehe Seite 156)*

Tipp 2

1

Macht gelassen und «erdet»

Tipp 3

8

Macht gelassen und bringt die Gedanken zur Ruhe

Tipp 4

Daumen

Einen Daumen mit allen Fingern der anderen Hand mit leichtem Druck umfassen. *(siehe Seite 124 Foto A)*

Wenn man nur eine Hand frei hat, kann man auch den Mittelfinger auf den Daumennagel derselben Hand legen.

Grippe, Erkältungen

Seit Jahren kenne ich keine Grippe und keinen Schnupfen mehr.

Wenn ich einmal spüre, dass nun aber doch eine Erkältung im Anzug ist, nehme ich ein Erkältungsbad, kuschele mich danach ins Bett und ströme ausgiebig den Energiepunkt 2 auf dem Hüftkamm. Dabei genügt es, dass ich beim Liegen die Fingerspitzen einer Hand unter meinen Körper auf diese Region lege. Ich liege dann etwa 20 Minuten auf meiner Hand.

Am nächsten Tag bin ich wieder putzmunter, wie neu.

Auch meine Mutter bestätigt mir das. Zeit ihres Lebens litt sie mehrmals im Jahr jeweils etwa drei Wochen lang an einer schlimmen Grippe. Begleitet wurden die unangenehmen Infektionen von Fieber, Schnupfen, Husten. Nun aber strömt sie sich den EP 2 in den ersten Anfängen der Grippe, und der ganze Spuk ist in spätestens drei Tagen vorbei.

Auch die Marktfrauen machen sich diese Möglichkeit (ohne es zu ahnen) zunutze. Führe dir doch einmal vor Augen, wie die typische Haltung der Frauen hinter den Marktständen aussieht. Sie stemmen die Hände in die Taille, den Daumen nach vorn, die Fingerspitzen hinten auf die Hüfte. Die Fingerspitzen liegen genau auf dem EP 2. Genau da also, wo das körpereigene Antibiotikum stimuliert wird. So bewahren sich die Marktfrauen vor Erkältungen und sorgen gleichzeitig für warme Füße (weitere Wirkung des EP 2).

Eine nette Begebenheit aus unserem Büro möchte ich dir dazu noch erzählen. Unlängst hatte ich über das Heilströmen in der Gesundheitszeitschrift «BIO» einige Seiten veröffentlicht. Nach einigen Tagen sagte meine Mitarbeiterin Roswitha zu mir: «Ingrid, meine Tochter Ann-Katrin hatte doch so stark die Grippe. Nach deinem Artikel habe ich sie vorgestern geströmt. Ob du es glaubst oder nicht, gestern war sie fast wieder gesund.» Ich schimpfte lachend: «Es ist doch nicht zu glauben, ich rede mir seit Jahren Fusseln an den Mund und predige euch, wie ihr gesund bleibt, und ihr hört mir gar nicht zu. Kaum aber bekommt ihr ‹das gedruckte Wort› zu Gesicht, ist die Rede veröffentlicht, bekommt sie Gewicht, ist sie glaubwürdig.» Aber auch Roswitha musste schmunzeln. Schließlich konnte sie sich vor der Veröffentlichung nur schwer vorstellen, dass es wirklich helfen sollte, die Fingerspitzen einfach nur auf einen bestimmten Körperteil zu legen und damit gesundheitliche Erfolge zu erzielen. Erst jetzt, nach dem guten Ergebnis, kann sie der Methode Glauben schenken.

Zwischenzeitlich wird bei uns im Büro von allen Damen bei jeder Gelegenheit fleißig geströmt.

Tipp 1

(2)

Es können ein oder beide Energiepunkte 2 geströmt werden.
(Siehe Seite 136, Foto G)

Im Liegen Handrücken oder Handflächen einfach unter beide Energiepunkte 2 legen

Tipp 2

Linker Strom

Rechte Hand strömt (3) und bleibt darauf
Linke Hand bildet nacheinander einen Ring aus Daumen und jeweils allen Fingern

oder

Rechter Strom

Linke Hand strömt (3) und bleibt darauf
Rechte Hand bildet nacheinander einen Ring aus Daumen und jeweils allen Fingern

Tipp 3

Linker Strom

1. Griff

Rechte Hand strömt (3) und bleibt darauf

Linke Hand bildet nacheinander einen Ring aus Daumen und jeweils allen Fingern

2. Griff

Linke Hand strömt (3) und bleibt darauf

Rechte Hand bildet nacheinander einen Ring aus Daumen und jeweils allen Fingern

oder

Rechter Strom

1. Griff

Linke Hand strömt (3) und bleibt darauf

Rechte Hand bildet nacheinander einen Ring aus Daumen und jeweils allen Fingern

2. Griff

Rechte Hand strömt (3) und bleibt darauf

Linke Hand bildet nacheinander einen Ring aus Daumen und jeweils allen Fingern

Bauchkrämpfe und Durchfall

Mit meiner jüngsten Tochter war ich in Urlaub gefahren. Ich hatte schrecklich viel gearbeitet und freute mich sehr auf eine Woche in einem schönen Hotel. Daraus allerdings schien nichts zu werden. Gleich am ersten Tag hatte ich üble Bauchkrämpfe, kam nicht mehr von der Toilette herunter, weil mir ein schlimmer Durchfall zu schaffen machte.

Enttäuscht dachte ich über meine Lage nach. Schließlich hatte ich nur diese eine Woche zur Verfügung. Nun war es ausgerechnet Samstagnachmittag, und von den Apotheken hatte natürlich keine einzige geöffnet.

Die Rettung musste also im Strömen zu finden sein. Wo aber liegen die passenden Energiepunkte? Unterlagen hatte ich nicht dabei. Ich dachte an meine Lehrerin. Diese hatte uns immer wieder geraten, bei Unsicherheiten die Energiepunkte zu behandeln, die parallel zum Schmerz liegen. Also wählte ich den Energiepunkt 15, legte die Fingerspitzen einer Hand dazu gänzlich in die Leistenbeuge und setzte mich auf die Fingerspitzen der anderen Hand, sodass sie unter dem Energiepunkt 25 zu liegen kamen.

Es überraschte mich schon gar nicht mehr, dass meine Beschwerden fast auf der Stelle nachließen. Zu oft hatte ich schließlich solche «Wunder» erlebt. Ungefähr 20 Minuten verharrte ich in der oben beschriebenen Position und konnte danach ungestört einen schönen Urlaub verleben.

Tipp 1

Fingerspitzen auf (15) legen
Fingerspitzen der anderen Hand auf (25) derselben Seite legen

Tipp 2

(1a) (1a) gegen Bauchkrämpfe

Tipp 3

Eine Hand seitlich des Kreuzbeins

andere Hand strömt gleichzeitig (1a) auf derselben Körperseite

Tipp 4

Rechte Hand strömt (8) Hilft insbesondere gegen Durchfall

Tipp 5

Eine Hand strömt (8)

andere Hand strömt gleichzeitig (3)

Hilft insbesondere gegen Durchfall

Tipp 6

(8) (8)

Evtl. im Sitzen oder im Liegen mit angezogenen Beinen

Tipp 7

Mittelfinger

Eingeschränkte Beweglichkeit

Hier kann die Anwendung des Mittelstroms helfen. Das lässt sich ganz leicht überprüfen. Man führt einige Gymnastikübungen aus, die einem schwer fallen, und strömt sich anschließend ausgiebig den Mittelstrom.

Die vorher praktizierten Übungen werden nun wiederholt.

Ganz deutlich zeigt sich, dass die Ausführung dieser Übungen nun wesentlich leichter fällt. Bei regelmäßiger Behandlung mit dem Mittelstrom steigert sich die allgemeine Beweglichkeit des Anwenders auf Dauer.

Tipp

Mittelstrom *(siehe Seite 142)*

Steife Glieder, man kann sich nicht leicht bücken

Immer wieder stelle ich fest, dass es meinen männlichen Gästen, die eine Kur bei uns in Bad Salzhausen machen, viel schwerer fällt als den Frauen, die gymnastischen Übungen unseres Fitnessprogramms auszuführen.

Der mentale Grund dafür ist mir nicht fremd. Bücken hat etwas mit dem «Unterordnen» zu tun. Frauen sind das gewöhnt ...! Damit sich unsere Herren der Schöpfung auch nicht so schwer damit tun, mache ich gelegentlich mit der gesamten Gästegruppe einige Übungen aus dem Heilström-Repertoire. Ich erläutere dazu, dass diese Methode den Körper, die Gelenke geschmeidiger werden lässt.

Bei der anschließenden Gymnastik bestätigt sich mein Versprechen dann auch zum Erstaunen meiner Gäste. Sie können sich leichter bücken und alle Übungen ohne größere Mühe nachvollziehen.

Tipp 1
Eine Hand strömt (23)
andere Hand strömt gleichzeitig (25)

Tipp 2
(Leberstrom) *(siehe Seite 172)*

Tipp 3
(6)

Tipp 4
(Mittelstrom) *(siehe Seite 142)*

Haarausfall/Östrogenmangel

Anlässlich eines Mitarbeitermeetings der von mir geleiteten Ernährungsschule erzählte mir eine junge Frau, dass sie sehr starken Haarausfall habe und nicht wüsste, wie sie ihn in den Griff bekommen solle. Sie hätte schon alle Mittel der Schulmedizin ausgeschöpft, aber kein Arzt konnte ihr bisher helfen. Auch die Verschreibungen diverser Heilpraktiker und eines Homöopathen hätten ihr bislang noch keine Hilfe gebracht.

Die junge Frau mochte etwa Anfang 30 gewesen sein. Sie war eine sehr hübsche Person. Allerdings fiel ihr dünnes, geradezu schütteres Haar ins Auge. Die Heilkundigen hatten bisher übereinstimmend diagnostiziert, dass hier ein Defizit an Östrogenen vorläge. So nahm die junge Dame also seit geraumer Zeit Hormone ein. Allerdings erfolgte keine Besserung.

Eher routinemäßig gab ich ihr nun den Rat, es doch einmal mit dem Strömen zu versuchen. Dabei zeigte ich ihr einen Kurzgriff, von dem ich wusste, dass man damit Östrogenmangel ausgleicht. Er wird auch bei Beschwerden in der Menopause angewandt.

Längst hatte ich den Vorfall vergessen, da erreichte mich nach einigen Monaten ein Brief. Die Absenderin sagte mir zunächst nichts. Beim Lesen erinnerte ich mich an meinen kleinen Rat, für den sie mir herzlich dankte. Sie hatte tatsächlich täglich 2–3 Male ihre «Schularbeiten» gemacht und hielt es zunächst für einen Zufall, dass von Tag zu Tag weniger Haare in der Bürste blieben.

Nach nur vier Wochen war der Haarausfall gänzlich gestoppt und hat sich auch danach nicht wieder eingestellt. Zur Vorsicht strömte sie sich noch einige Wochen lang einmal pro Tag.

In ihrem Brief drückte meine dankbare Patientin ihr Erstaunen darüber aus, dass eine so einzigartige Heilmethode wie das Strömen nicht weiter verbreitet sei. Sie selbst hatte vorher noch nie davon gehört, und auch niemand ihrer Bekannten wusste etwas davon. Zwischenzeitlich hat sie schon zwei Seminare hier bei uns besucht und macht für unser Strömen fleißig Reklame. Sie findet nämlich, dass jeder Bürger in diesen Anwendungen unterrichtet werden müsste.

Tipp 1

Die rechte Hand umfasst den Ringfinger der linken Hand. Der Kopf wird auf die linke Schulter gesenkt. Der Körper bleibt dabei aufgerichtet, die Halssehne ist gedehnt. Nach etwa 3 Minuten wird der Kopf nun etwas nach vorne geneigt (diagonal zur Schulter) und verbleibt dort ebenfalls ca. 3 Minuten. Bei der gesamten Übung empfiehlt sich eine gerade Haltung.

Tipp 2

Rechter Strom

Rechte Hand strömt (22a)
Linke Hand strömt (26)

oder

Linker Strom

Linke Hand strömt (22a)
Rechte Hand strömt (26)

Kalte Hände und Füße

Früher hatte ich immer kalte Hände. Dies empfanden meine Kurgäste, denen ich die Strömpunkte zeigte, oft als unangenehm.

Da ich ja darauf bedacht bin, meinen Teilnehmern eher ein Wohlgefühl statt eines kalten Schauers zu vermitteln, erwärme ich mir seither bereits während der 30-minütigen Autofahrt Hände und damit auch die Füße. Ich fahre dann weitgehend einhändig und lege mir den Daumen der freien Hand auf den Ringfingernagel derselben Hand. Nach ca. 10 Minuten wechsele ich die Hände. So erlebe ich, wie sich erst die strömenden Hände erwärmen, dann aber auch die Füße mitziehen und ebenfalls mollig warm werden.

Keiner unserer Gäste hat sich seither mehr über meine Eishände beklagen müssen.

Tipp 1

Daumen auf den Ringfingernagel derselben Hand legen
Dieses Strömen sollte mindestens 10–20 Minuten dauern
(siehe Seite 126 Foto C)

Tipp 2

(2) Evtl. auch die Handfläche oder den Handrücken auf die gesamte Zone des Energiepunktes 2 legen (beim Liegen darunter). Erwärmt den ganzen Körper

Tipp 3

(15) Öffnet das blockierte Becken und erwärmt deshalb die Füße

Tipp 4

Letzter Griff vom Mittelstrom
Öffnet das blockierte Becken und erwärmt deshalb die Füße *(siehe Seite 142)*

Das Herz rast

Das ist bei mir keine Seltenheit. Ich kann den Motor dann einfach nicht abdrehen. Ich fühle mich manchmal, als raste ich mit angezogenem Choke durch das Leben.

In früheren Zeiten schwenkte ich in solchen Fällen einen nassen Lappen und machte mir kalte Umschläge direkt auf die Herzregion. Keine Frage, diese wunderbare Kneipp'sche Anwendung wirkt durchaus beruhigend und lindernd bei aufgeregtem Herzen. Heute habe ich es einfacher.

Ich fasse mit einer Hand um meine Achselhöhle und ströme dabei mit dem Daumen den EP 22 direkt an der Schulterkugel und ströme gleichzeitig mit dem Mittelfinger den EP 26. Ich kann genau spüren, wie sich alles in mir beruhigt. Allerdings nehme ich mir für diese Anwendung mindestens 10 Minuten oder noch länger Zeit. Bequemer lässt sich dieser Kurzstrom ausführen, wenn man sich auf den Arm legt, den man strömen möchte.

Tipp 1

Der Daumen strömt (22)
der Mittelfinger derselben Hand strömt gleichzeitig (26)

Tipp 2

Handmitte

Steifer Hals

Ein «steifer Hals» ist zumeist rasch beseitigt. Mit einer solchen «Wunderheilung» verblüffe ich oft meine Kurgäste, die ich in Bad Salzhausen betreue.

Übrigens liegt hier auch meine erste Erfahrung in der Anwendung des Strömens bei anderen Menschen. Eines Tages kam ich morgens in unser Kosmetikstudio ins Kurhaus-Hotel. Eine unserer Kosmetikerinnen litt seit Wochen an schmerzhaften Verspannungen von Hals und Nacken. Sie war deswegen in ärztlicher Behandlung, hatte diverse Spritzen verabreicht bekommen und unzählige Wärmflaschen gefüllt. Mehrfach konnte sie in dieser Zeit ihrem Beruf nicht nachgehen.

Von Schmerzen gequält empfing sie mich auch an diesem Tage. Sie klagte und war den Tränen nah: «Ich gehe heute Mittag gleich wieder heim und rufe den Arzt an.» Ganz im Bewusstsein meines neuen Heilwissens beruhigte ich sie und setzte sie vor mich hin auf einen Sessel. Dann legte ich meine Fingerspitzen auf beide Seiten ihrer Halswirbelsäule (EP 12) und ließ sie etwa 10 Minuten dort ruhen. Ich fragte sie danach, wie sie sich nun fühle. Sie drehte etwas den Hals und sagte ungläubig: «Ach, du, mit deinen magnetischen Händen ...»

Nun zeigte ich ihr den Punkt, den ich geströmt hatte, und nahm ihr das Versprechen ab, die Maßnahme noch mindestens zweimal an diesem Tag zu wiederholen (früher Mittag und abends).

Am Abend rief sie mich an und sagte: «Ingrid, ich glaube es nicht, aber ich bin erstmals seit Wochen schmerzfrei. Das kann doch nicht von deinem Strömen kommen, oder?»

Nach diesem Ereignis ist besonders diese Behandlung in Bad Salzhausen noch oft notwendig geworden. Schließlich treiben wir, für viele Gäste gänzlich ungewohnt, Sport miteinander und wandern täglich. Da kommt es schon vor, dass man völlig durchgeschwitzt ist. Nur ein winzig kleiner Zug kann dann genügen, um eine Muskelverspannung am Hals oder Nacken hervorzurufen.

Meine Gäste glauben tatsächlich an «Wunderheilung», wenn ich dann sofort unter Beweis stelle, dass es ganz leicht ist, die Muskeln wieder zu lockern, und man in ganz kurzer Zeit Hals und Nacken wieder bewegen kann. Und das ausschließlich durch das Auflegen der Fingerspitzen auf bestimmte Energiepunkte.

Tipp 1

(12) (12)

Die Fingerspitzen beider Hände jeweils neben die Wirbelsäule auf den Hals legen. Mindestens drei Minuten, wenn die Verspannung frisch ist, sonst bis zu 20 Minuten. Hilft speziell bei Verspannungen der Halsmuskeln.

Tipp 2

Linker Strom

linke Hand	(19)	(19)	(19)	(19)
rechte Hand	(4)	(12)	(11)	(3)

Rechter Strom

rechte Hand	(19)	(19)	(19)	(19)
linke Hand	(4)	(12)	(11)	(3)

Hilft speziell bei Nackenverspannungen oder «wenn man viel am Hals hat»: bei chronischen Zuständen jeweils 10 Minuten strömen

Tipp 3

(13)

Tipp 4

Dickdarmstrom *(siehe Seite 152)*

Tipp 5

Zeigefinger

Heuschnupfen

In den Schulferien haben wir daheim in der Regel «volles Haus». Unser Haus in Alleinlage mit Swimming-Pool ist riesengroß und bietet nun schon der zweiten Generation meiner Freundinnen Ferienasyl. Das heißt, reichlich Kinderchen und einige Mütter tummeln sich dann bei uns daheim. Da es sich dabei meistens um Gäste aus der Stadt handelt, sind wir für sie eine ganz besondere Attraktion.

Alles wird «super» gefunden. Wenn, ja wenn nur die Pollen und Gräser nicht wären, wie auf dem Lande nun einmal üblich. Was soll man bloß machen, wenn durch Heuschnupfen und Allergien der allerschönste Urlaub regelrecht mit Schniefnasen und tränenden Augen davonschwimmt?

Längst ist es bei uns deshalb an der Tagesordnung, regelmäßige Ström-Zeiten am Tag einzulegen, um unliebsamen Überraschungen zu begegnen. So manchem Gast meines Hauses und auch unseren Kurgästen habe ich mit einem ganz einfachen Griff oftmals bestens über die Runden geholfen.

Fast jeder schreit erst einmal auf, wenn man den Energiepunkt 19a zeigt. Dieser so genannte «Allergiepunkt» tut den meisten Menschen sehr weh, wenn man ihn mit leichtem Druck berührt. Ein Zeichen dafür, dass es hier einen Schwachpunkt gibt, auch wenn er noch nicht bei allen Menschen zu unübersehbarer Symptomatik geführt hat.

Mein Rat also bei Allergien: Die Arme vor dem Körper verschränken und mit den Fingerspitzen auf dem entgegengesetzten Oberarm seitlich, eine Handbreit über dem Ellenbogen, leichten Druck ausüben. Zweimal täglich etwa zehn Minuten so zu verfahren, kann wahre Wunder wirken. Bei allen Personen, die sich bisher auf meinen Rat hin behandelt haben, hat dieser Strom gut geholfen. Dabei reichen die Ergebnisse von «deutlich gelindert» bis «gänzlich verschwunden».

Tipp 1

(19a)

Mit den Fingerspitzen leichten Druck auf den Energiepunkt 19a (Schmerzpunkt) des Armes auf der anderen Körperseite ausüben. Einseitig oder beidseitig.

Tipp 2

(10)

Ersatzweise beide Energiepunkte 13

Tipp 3

Milzstrom *(siehe Seite 158)*

Tipp 4

Lungenstrom *(siehe Seite 150)*

Tipp 5

Mittelstrom *(siehe Seite 142)*

Hexenschuss

Wie oft hat er mich in früheren Jahren geplagt, der berühmt-berüchtigte Hexenschuss. Und dann war ich für mindestens zehn Tage völlig «weg vom Fenster». Ich lag auf dem Rücken und konnte mich nicht rühren. Und das, wenn man ein so aktiver Mensch ist wie ich. Ohne mich wirklich krank zu fühlen, musste ich mich fügen, konnte nur vom Bett aus agieren und schrie bei jeder Körperwendung auf vor Schmerzen. Von Bücken und Aufrichten war keine Rede mehr. Das Aufstehen und Auf-die-Toilette-Gehen erwies sich als nahezu unüberwindliche Hürde und war von Stöhnen und Gejammer begleitet.

Was soll ich dir sagen? Ich habe jetzt seit Jahren schon keinen Hexenschuss mehr gehabt. Meine Wirbelsäulengymnastik, die ich gelegentlich betreibe, mein täglicher 1-Minuten-Körpercheck (kleines Fithalte-Programm) und andere Übungen bewahren mich weitgehend davor.

Ja, und dann das Strömen. Wenn sich ein winzig kleiner Ansatz von Verspannungen im Lendenwirbelbereich zeigt, dann ströme ich mich gleich vorsorglich. Von Hexenschuss gibt es keine Spur mehr. Heute bin ich es vielmehr, die andere strömt und ihnen hilft, ihren Hexenschuss innerhalb kürzester Zeit zu überwinden.

Bei einer Freundin zum Beispiel, die ausgerechnet bei einem Besuch in meinem Hause von der «Hexe geschossen» wurde, habe ich mit großem Erfolg den Blasenstrom angewandt, während sie sich Energiepunkt 23 und Energiepunkt 25 gleichzeitig strömte. Von Zeit zu Zeit legte sie sich dann noch selbst die flache Hand unter den Energiepunkt 2.

Nach nur einem Tag konnte sie wieder aufstehen und dann schon etwas herumlaufen. Nach zwei Tagen spürte sie nichts mehr von dem Hexenschuss, mit dem sie gewohnheitsgemäß früher viele Tage verbracht hatte.

Tipp 1

Eine Hand strömt (23)

andere Hand strömt gleichzeitig (25)

Tipp 2

(2)

Im Liegen die flache Hand unter Energiepunkt 2 legen

Tipp 3

(Blasenstrom) *(siehe Seite 162)*

Hitzewallungen/Schwitzen

Als ich unter den Wechseljahren stöhnte, war das Heilströmen meine Rettung.

Ich hatte zunächst ganz extrem unter den für viele Frauen so unangenehmen typischen Wechseljahres-Symptomen zu leiden. Da ich beruflich viel mit Menschen zu tun hatte, war das besonders unangenehm. Mitten in einem Vortrag spürte ich oft die «aufsteigende Hitze» und war urplötzlich «schweißgebadet».

Ein riesiges Problem stellte auch meine Garderobe dar. Was sollte ich anziehen? Wenn die Hitzewelle mich überrollte, war jedes Kleidungsstück zu viel. Das war im Sommer so schlimm wie im Winter. Das Tragen eines Seidenblüschens konnte ich mir in diesen Jahren gänzlich abschminken. Rasch wäre es voller Schwitzflecken gewesen.

Alle pharmazeutischen Mittel haben mir nicht geholfen, und homöopathisch war ich zu der damaligen Zeit noch nicht ausgerichtet. So litt ich vor mich hin und sah einfach keinen Ausweg. Der fand sich zu meiner Überraschung fast über Nacht.

Ich folgte dem Rat, mit meinen Handflächen die Waden zu umfassen und dabei die Fingerspitzen mit sanftem Druck in die Kniekehlen zu schieben. Diese Position erfordert einigen Umstand, wird aber mit schnell einsetzendem Erfolg belohnt. Wenn es schwer fällt, diese «Akrobatik» mit beiden Händen auszuführen, was nur funktioniert, wenn man in die Hocke geht und sich auf die Handrücken setzt, kann man diese Übung auch erst einmal einseitig anwenden und in einigen Stunden die andere Seite strömen. Im Liegen lässt sich ebenfalls eine recht passable Position finden.

Wichtig ist natürlich die regelmäßige Anwendung, die mit diesem Energiepunkt den Körper «von innen kühlt».

Tipp 1

Zur Selbstbehandlung im Knien die Hände in die Kniekehlen schieben, die Handflächen liegen auf den Waden.

Beim Strömen eines anderen liegt dieser auf dem Rücken, und man schiebt die Hände so unter seine Waden, dass die Fingerspitzen in die Kniekehlen drücken und seine Beine auf den Armen liegen. Hilft auch bei allen Verbrennungen und Sonnenbrand. *(siehe Seite 133 Foto H)*

Tipp 2

Linker Strom

Linke Hand strömt (22a)
Rechte Hand strömt gleichzeitig (26)

oder

Rechter Strom

Rechte Hand strömt (22a)
Linke Hand strömt gleichzeitig (26)

Diese Kurzströme wirken auf das Hormonsystem und helfen, sich besser auf neue (Lebens-)Situationen einzustellen (z. B. Wechseljahre)

Magenschmerzen nach zu üppigen Mahlzeiten

Wem ist es noch nicht passiert: Man hat einfach zu viel gegessen. Obwohl man seine Grenzen nur zu gut kennt und man genau weiß, welche Folgen sich einstellen, hat man sich der exorbitanten Völlerei wieder einmal ahnungslos hingegeben.

Die Gründe für unsere gelegentlichen «Entgleisungen» sind, dass es manches Mal eben hervorragend schmeckt, man mit Freunden unterwegs ist, es bei einer Einladung besonders lecker zugeht, man aus lauter Frust einmal gelegentlich über die Stränge schlagen möchte oder einfach Trost benötigt.

Egal, was der Anlass für ein viel zu reiches Mahl ist, das Ergebnis ist zumeist nicht so erfreulich. Magendrücken, Magenbrennen sind die Folgen, mit denen es nun gilt, fertig zu werden. Hat man die Beschwerden nach einem reichlichen Nachtessen, sind die Folgen besonders fatal. Der Nachtschlaf ist dann nahezu immer ruiniert.

Leider gehöre auch ich zu den Disziplinlosen, die sich hin und wieder einer Essorgie hingeben. Auch bei mir liegt die Begründung fast immer in der Geselligkeit oder im Frust.

Was aber ist dann zu tun? Nun, mit dem Strömen kann ich die schlimmsten Folgen der unmäßigen Esserei nahezu immer in erträglichen Grenzen halten. Ist das Essen abgeschlossen, lege ich mir direkt beide Handflächen über Kreuz auf die Energiepunkte 14. Ich decke dabei die gesamte Magenzone ab. Da viele Menschen ihre Arme vor dem Körper verschränken, fällt niemandem meine Maßnahme auf.

So unterstütze ich meinen Verdauungstrakt gleich aktuell dabei, seine schwierige Arbeit zu bewerkstelligen. Dazu lasse ich mir Zeit, denn ich weiß, dass es mir umso besser geht, wenn ich lange genug ströme.

Tipp 1

(14) (14) über Kreuz strömen,
mit den Fingern oder mit der flachen Hand
(siehe Seite 135 Foto D)

Tipp 2

(Magenstrom) *(siehe Seite 156)*

Chronischer Husten/Bronchitis

Wer glaubt schon an die Fähigkeiten der eigenen Mutter? Mir geht es mit meiner Familie nicht anders.

Beschäftigt man sich dazu noch mit Heilweisen, die von der Schulmedizin im besten Fall belächelt werden, ist die Skepsis perfekt. Da ich eine solche Haltung hinsichtlich der von mir praktizierten und gelehrten Ernährungsform bereits kannte, hielt ich mein neues Wissen über das Heilströmen zunächst vorsorglich zurück.

Ich hatte erst einmal lediglich die Absicht, es zu meiner eigenen Gesunderhaltung anzuwenden oder Menschen davon zu berichten, die offen dafür sind und sich für natürliche und so einfache Heilweisen interessieren. Aber wie das so ist im Leben: Ausgerechnet meine damals vierjährige Enkelin verhalf mir zu einem beachtlichen Heilerfolg. Seitdem wird in unserer Familie eifrig geströmt.

Mein Enkelkind Valeska litt an einem schlimmen chronischen Husten. Es war mitleiderregend, wie das Kind sich damals quälen musste. Die Nächte waren für sie, ihre Mami und alle anderen Beteiligten eine Qual. Keuchhustenähnlich waren die Anfälle, die das Kind mehrmals täglich und nächtlich erleiden musste. Meine Tochter konsultierte unzählige Ärzte. Sie erntete nur ein Schulterzucken. Die lakonische Antwort war immer die gleiche: «Das haben Kinder, die in einer Großstadt leben, eben heute leicht. Vielleicht gibt sich das später.»

Diverse verschriebene Mittelchen zeigten keine Wirkung. Just zu dieser Zeit begann ich mit meinen Studien über das Strömen.

So habe ich also begonnen, meine kleine Enkeltochter zu behandeln, setzte sie vor mich hin und legte ihr meine beiden Zeigefinger mit etwas Druck neben die Wirbelsäule auf die Energiepunkte 9. Nach drei Minuten wechselte ich meine Zeigefinger zu dem etwas höher gelegenen Energiepunkt 10. Auch hier verblieb ich ebenfalls nur drei Minuten. Denn länger hätte das mein kleiner Zappelphilipp nicht ausgehalten.

Zu meinem eigenen Erstaunen konnte unsere Kleine in der ersten Nacht nach der Behandlung bereits störungsfrei schlafen. Durch den schnellen Anfangserfolg hoch motiviert, wiederholte ich nun täglich die Prozedur. Nach nur 14 Tagen war mein Enkelkind von ihrem chronischen Husten befreit. Valeska, sie ist inzwischen 9 Jahre alt, hat heute großes Vertrauen in die Methoden ihrer Großmutter. Bei jedwedem Wehwehchen werde ich umgehend konsultiert. Meine Ratschläge werden bevorzugt befolgt.

Das Strömen der «Hustenpunkte» rate ich meinen Mitmenschen sehr häufig an.

In den Wintermonaten sitzen in den Reihen meiner Seminarteilnehmer nahezu immer Leute mit Husten. Dieser ist nicht nur für die Betroffenen lästig. Auch die anderen Anwesenden und die Referenten fühlen sich durch das ständige Bellen gestört und in ihrem Denken unterbrochen.

Oftmals setze ich dann einen solchen Aspiranten direkt vor mich hin auf einen Stuhl. Ich ströme ihm für je etwa 10 Minuten beide oben beschriebenen Punkte-Paare, während ich hinter ihm stehend mit meiner Rede fortfahre.

Zumeist beruhigt sich der Husten jetzt bereits unter dieser Einwirkung. Ich zeige dem «Husten-Opfer» und allen Anwesenden, welches die Punkte sind, die man in solchem Fall gut selbst strömen kann. Mir wird regelmäßig berichtet, dass die Anwender bereits in der ersten Nacht besser schlafen können und der Husten sich auch weiter lindert, um dann ganz zu verschwinden.

Tipp 1

1. Griff

(9) (9) gleichzeitig strömen

2. Griff

(10) (10) gleichzeitig strömen

Für die Selbstbehandlung:

Die beiden Energiepunkte 9 und Energiepunkte 10 können selbst nur schwierig erreicht werden. Wenn nicht eine freundliche Person diese Aufgabe übernimmt, ist es ratsam, die entsprechenden Punkte an der Körpervorderseite zu strömen (erst Energiepunkte 14, dann Energiepunkte 13)

Tipp 2

(13) (13)

10–20 Minuten

Bei akutem Husten oder Bronchitis sind diese Punkte oft äußerst schmerzhaft

Ich vermute, dass ich dies dem Mittelstrom zu verdanken habe. Schon vor nahezu 20 Jahren erhielt ich meine erste Brille. Der Arzt sagte mir tröstend, ich bräuchte mir keine Sorgen zu machen, das sei bloß das Alter! Eine nette Erklärung.

Nun musste ich erleben, dass sich meine Brillenschärfe im Laufe der Zeit immer weiter erhöhte. Vor 10 Jahren konnte ich eine Zeitung ohne Brille längst nicht mehr lesen. Diesem Umstand habe ich keine besondere Bedeutung beigemessen. Wozu gibt es schließlich Brillen?

Nun durfte ich, gerade in den letzten Monaten, erleben, dass ich, hatte ich eine Brille mal nicht zur Hand, durchaus in der Lage war, gänzlich «oben ohne» auszukommen. Eine Zeitung lese ich wieder problemlos ohne vergrößernde Unterstützung. Ich fragte Alexander, ob ich diese erfreuliche Verbesserung etwa auch dem Strömen zu verdanken hätte. Er bejahte dies und wies mich auf das Wirkspektrum beim Mittelstrom hin. Außerdem ströme ich mir häufig die Energiepunkte am Kopf.

Meine Freude über den unerwarteten Erfolg wirst du sicher verstehen.

Tipp 1

Mittelstrom *(siehe Seite 142)*

Tipp 2

(4)

Tipp 3

(20) (21) gemeinsam

Schwache Blase

Ich habe mich nie darüber beklagt, wenn ich immerzu auf die «Pipi-Box» rennen musste.

Schließlich kannte ich es nicht anders. So habe ich bei den Lästereien über «Konfirmandenbläschen» und «schwache Blase» nie mitgelacht. Ich kenne kaum einen Menschen, der so viel aufs «Örtchen» laufen musste wie ich. Sobald ich kalte Füße hatte, musste ich rennen. Zog ich mich nicht warm genug an – wieder Rennerei. Ich kaufte mir schon einen Nierenschutz aus Angora, der mir sehr lästig war. Und erst nachts. Bis zu fünfmal im Durchschnitt und noch öfter, wenn ich kalt geworden war, musste ich aufstehen. Das war als Kind schon so und setzte sich genauso in meinem Erwachsenenleben fort. Aber wie gesagt: Es war Gewohnheit, und ich maß der keine sonderliche Bedeutung zu. Es war eben so.

Als ich mit dem Strömen begann, wandte ich häufig den Nierenstrom an, weil ich die Entgiftung meines Körpers unterstützen wollte. Ohne es gleich zu registrieren, reduzierte sich die Zahl meiner Gänge zur Toilette.

Heute besuche ich diese so oft wie jeder andere Mensch auch. Nächtliches Wandern hat fast gänzlich aufgehört. Ich bin so froh darüber. Nur – mein Schwachpunkt war nicht die Blase, wie ich gedacht hatte, sondern die Niere.

Tipp 1
Nierenstrom *(siehe Seite 166)*

Tipp 2
Blasenstrom *(siehe Seite 162)*

Tipp 3
Zeigefinger

Menstruationsbeschwerden

Eine meiner Freundinnen litt seit ihrer Teenagerzeit ganz fürchterlich, wenn sie «ihre Tage» hatte. Ja, schon zwei Tage zuvor war sie kein Mensch mehr. Sie musste so starke Schmerzen aushalten, dass sie immer meinte, ein Kind zu gebären, könne nicht schlimmer sein. Dazu kam, dass sie stets so starke Blutungen hatte, dass sie sich an mindestens 2–3 Tagen kaum unter die Leute wagen konnte, weil sie mit dem «Trockenlegen» gar nicht nachkam. Ich zeigte ihr den Punkt 1a, den sie im Wechsel zu Energiepunkt 13 während der Zeit ihrer Periode öfter strömen müsste. Aber auch vorher sollte sie sich schon mit Strömen vorbereiten. Dazu musste sie auf meine Weisung den «Schmerzgriff» (EP 16, gleichzeitig EP 5) anwenden.

Meine Freundin führte meine Ratschläge treu und brav aus und erlebte schon bei ihrem ersten Strömversuch einen guten Erfolg. Heute gehört das Strömen zu ihrem «Hygieneprogramm», wie sie es immer nennt. Über Beschwerden während der Menstruation muss meine Freundin schon lange nicht mehr klagen.

Tipp 1
(1a)

Tipp 2
Eine Hand strömt (1a) mit der ganzen Handfläche
die andere Hand liegt auf dem Kreuzbein

Tipp 3
(13)
Hilft Becken, Sexualität, Sexualorganen

Tipp 4
Eine Hand strömt (16) (5) gleichzeitig

Zu sich selbst finden

Manchmal ist man überdreht, überstresst, hat das Gefühl, dass alle an einem zerren, man fühlt sich überfordert, alles tut weh, man fühlt sich nicht wohl, und das Lebensgefühl ist auf einem Nullpunkt angelangt.

Eigentlich fehlt einem in einer solchen Situation sogar die Lust, sich dagegen mit dem passenden Strom zu behandeln. Wenn es mir so geht wie oben beschrieben, ströme ich deshalb zuallererst einmal das Sonnengeflecht. Ich habe damit sehr gute Erfahrungen gemacht. Allerdings benötige ich dafür einige Geduld.

Aber nach einiger Zeit kann ich spüren, wie ich ruhiger werde, wie ich mich zentriere, wie ich wieder zu meiner Mitte zurückfinde.

Tipp 1

Mittelstrom *(siehe Seite 142)*

Tipp 2

Eine Handfläche liegt oberhalb, eine unterhalb des Bauchnabels

Tipp 3

Beide Fingerreihen setze ich mir senkrecht auf die Region gleich oberhalb des Bauchnabels

Tipp 4

(1)

Müdigkeit beim Autofahren

Bei längeren Autofahrten werde ich gelegentlich von einer unwiderstehlichen Müdigkeit überfallen.

Ich mache dann bei der nächsten Rastmöglichkeit eine Pause und ströme mir mit beiden Händen den Kopf. Damit löse ich die Müdigkeit auf, bin sehr erfrischt und kann wieder weiterfahren. Bitte nicht während des Fahrens versuchen!

Habe ich keine Zeit, meine Fahrt zu unterbrechen, ströme ich mit einer Hand während der Autofahrt eine Schädelhälfte.

Tipp 1

Die Fingerspitzen beider Hände legt man geschlossen neben einen imaginären Mittelscheitel

etwa 10 Minuten *(siehe Seite 138 Foto C)*

Tipp 2

Die gespreizten Finger beider Hände legt man mit leichtem Druck auf beide Seiten des Kopfes

(siehe Seite 138 Foto D)

Chronische Müdigkeit

Beinahe kann man diese weit verbreitete Krankheit als eine Zeiterscheinung betrachten.

Schon ganz junge Menschen kämpfen einen schier aussichtslosen Kampf gegen ewiges Müdesein. Das Problem dabei ist, dass es oft keine erkennbaren Ursachen dafür gibt. Man geht seinen Tagespflichten nach, lebt nicht ungesünder als andere, es ist einfach unerklärlich, weshalb man das Abgeschlafftsein, das einen daran hindert, ein aktives Leben zu führen, nicht überwinden kann.

Ich selbst war ja auch ein solcher Fall. Zeit meines Lebens habe ich mich wehren müssen gegen die Behinderungen durch die lästige Müdigkeit, gegen die damit verbundene Schlappheit. Aus eigener Erfahrung kann ich deshalb behaupten, dass es aus diesem Zustand ganz sicher Auswege gibt. Neben der nötigen Ernährungsumstellung auf basenreiche Kost (vollwertige Trennkost ist bekannt dafür, dass man mit ihr die «Tagesmüdigkeit» besiegt) ist ein wenig mehr Bewegung angesagt.

Am allermeisten aber hilft mir persönlich das Strömen. Ich habe dies gelegentlich leidvoll bestätigt erhalten, wenn ich mal eine Weile mit dem Strömen ausgesetzt hatte. Ein Energieeinbruch war regelmäßig die Folge.

Mein tägliches Energieprogramm ist deshalb der Mittelstrom, der auch auf anderen Ebenen hilfreich ist. Zusätzlich sind auch andere Ströme, die stark energiestabilisierend wirken, empfehlenswert.

Tipp 1

Mittelstrom *(siehe Seite 142)*

Tipp 2

Alle Fingerspitzen seitlich neben den Scheitel legen *(siehe Seite 138 Foto C)*

Tipp 3

(2)(2)

Im Liegen Handrücken oder Handflächen einfach unter beide Energiepunkte 2 legen

Tipp 4

Milzstrom *(siehe Seite 158)*

Ohrenschmerzen bei meinem Kind

Eine meiner Töchter hat seit ihrer Kindheit empfindliche Ohren und gelegentlich sogar große Schmerzen, die mit eitrigen Entzündungen einhergehen.

Jede kleine Zugluft, jeder Kälteeinbruch kann also problematische Folgen haben. Meine Tochter ist schon auf Besuche bei ihrem Hals-Nasen-Ohren-Arzt abonniert. Unangenehme Folgen aber zeigen sich auch, wenn sie sich in einem Flugzeug befindet, das zur Landung ansetzt. Wir alle haben gelegentlich einen starken Druck oder manchmal sogar ein schmerzhaftes Stechen bei solchen Manövern zu verkraften. Dies ist umso schlimmer, wenn der Pilot seine Maschine aus großer Höhe rasch herunterzieht.

Bei meinem Kind sind die Schmerzen dann regelmäßig so groß, dass sie sich wimmernd die Hände auf die Ohren drückt. Die Schmerzen lassen erst nach, wenn das Flugzeug längst steht. Manchmal halten sie noch einen ganzen Tag lang an.

Bei unserem letzten gemeinsamen Flug konnte ich mir den Jammer nicht länger mit ansehen und versuchte es mit Strömen. Eingedenk der Mahnung, einen Parallelpunkt zum Schmerz zu suchen, legte ich ihr einen Finger auf die Kopfschuppe (Energiepunkt 4) und den anderen unter das Jochbein im Gesicht (Energiepunkt 21).

Was soll ich sagen: Meine Kleine überstand diesmal die Landung ohne Probleme. Außer einem leichten Piken in ihren Ohren war nichts zu spüren. Nun strömt sie diese beiden Punkte immer gleich dann, wenn sie das Gefühl hat, ihre Ohren «wollen wieder rebellieren».

Tipp 1

Eine Hand strömt (4)
andere Hand strömt gleichzeitig (21) auf der anderen Körperseite

Tipp 2

Nierenstrom *(siehe Seite 166)*

Entzündete Ohren hängen meist mit den Nieren zusammen, Empfindlichkeit gegen Zugluft und Kälte ebenfalls

Tipp 3

Magenstrom *(siehe Seite 156)*

Tipp 4

Linker Strom

Linke Hand strömt (22)
Rechte Hand strömt gleichzeitig (26)

oder

Rechter Strom

Rechte Hand strömt (22)
Linke Hand strömt gleichzeitig (26)
Hilft den Ohren, den Druckunterschied besser zu verkraften

Tipp 5

Zeigefinger

Psychische Probleme

Wie du sehr schnell an dir selbst erspüren wirst, hat das Strömen auch einen ausgleichenden Einfluss auf die Psyche.

Jeder einzelne Energiepunkt wirkt nicht nur auf der körperlichen Ebene. Die Spezialisten für die Psyche allerdings sind die Energiepunkte 20, 21 und 22.

Immer dann, wenn du dich also deprimiert fühlst, emotionale Probleme hast oder einfach nur Trost brauchst, empfehle ich dir, einen der folgenden Ströme anzuwenden. Ich weiß, wovon ich spreche. Da es zudem sehr leicht ist, die passenden Energiepunkte zu erreichen, wäre es ratsam, diese Ströme als Seelenhygiene zu betrachten und immer wieder mal zu strömen. Auch dann, wenn kein aktueller Bedarf besteht. Als Präventivmaßnahme sozusagen, damit es zu Stimmungsschwankungen gar nicht erst kommt.

Tipp 1 (20)

Tipp 2 (21)

Tipp 3 (22)

Tipp 4
Linker Strom
linke Hand (12) → (12) → (12)
rechte Hand (20) → (21) → (22)

oder

Rechter Strom
rechte Hand (12) → (12) → (12)
linke Hand (20) → (21) → (22)

Reiseübelkeit

Eine der Mitarbeiterinnen unserer Ernährungsschule hatte einen regelrechten Horror vor jeder Urlaubsreise, die sie mit ihrer Familie unternehmen wollte. Ihre kleine Tochter vertrug einfach keine Autofahrt. Ihr war fast die gesamte Fahrzeit hindurch übel, und sie musste erbrechen.

Unsere Kollegin hatte schon alte Handtücher und eine Spuckschüssel im Auto, für den Fall, dass man es mal nicht schaffte, rechtzeitig anzuhalten. Dennoch passierte gelegentlich einmal eine Panne, und Kleider oder Auto wurden beschmutzt.

Eigentlich war die ganze Urlaubsfreude dadurch beeinträchtigt. Da war auf der einen Seite das Kind, das sich nicht wohl fühlte und die ganze Zeit quengelte, da war der Ehemann, der um sein neues Auto fürchtete, und mittendrin die Mutter, die sich schuldig fühlte, ohne dass sie für die ganze Misere etwas konnte.

Auf mein Anraten hin hat dann unsere Kollegin (gegen die eigene Skepsis) ihr Kind geströmt. Sie tat das ausgiebig am Vorabend einer Reise und noch einmal kurz am Morgen, bevor man den PKW bestieg. Auch während der Fahrt wurde das Kind immer mal wieder zwischendurch während der langen Fahrt nach Österreich geströmt.

Weil dabei nur ein Kurzgriff angewendet wurde, ließ das Kind sich auch gerne darauf ein. Der Erfolg war, dass Übelkeit und Spucken diesmal ausblieben. Viel mehr genoss die ganze Familie die Reise quietschvergnügt.

Beide Ehepartner waren von dem Erfolg des Strömens so beeindruckt, dass sie gleich unser nächstes Selbsthilfeseminar besuchten. Unsere Kollegin bestätigt mir nun oftmals, wie wichtig das Strömen inzwischen auch für andere Familienmitglieder geworden ist und bei allen Gelegenheiten als Hausapotheke dient.

Tipp 1

Eine Hand strömt (4)

andere Hand strömt gleichzeitig (21) auf der anderen Körperseite

(siehe Seite 134 Foto C)

Rückenschmerzen im Lendenwirbelbereich

Viele meiner Bekannten haben Probleme mit Schmerzen in dieser Region. Diese sitzt direkt an dem Hüftkamm beginnend um die hintere Taille.

Man sieht es oft, dass sich Menschen mühsam aufrichten und den Rücken mit den Händen abstützen. Fast immer kann man dann davon ausgehen, dass der Lendenwirbelbereich betroffen ist.

Verursacht werden diese Beschwerden durch unsere heutigen Gewohnheiten. Diese schließen eine bewegungsarme Lebensweise ein. Wir sitzen viel, stehen wenig und laufen kaum. Dafür wird für jede kleine Besorgung das Auto genommen.

In Bezug auf die sportlichen Betätigungen bleibt es meistens auch bei den guten Vorsätzen. Was Wunder also, wenn die Muskeln verkümmern und es der Wirbelsäule an dem notwendigen «Stützkorsett» mangelt.

Fehlernährungen und Stresssituationen tun ihr Übriges. Besonders problematisch ist, dass unser Körper sein eigenes Reparatursystem nicht ausreichend nutzen kann. Blockaden, die den Heilstrom unterbrechen, können sich oft nicht ohne Hilfe auflösen.

Ich selbst habe vor Jahren an solchen Beschwerden gelitten. Heute geht es mir gut mit meinem Rücken. Das Strömen war mir eine große Hilfe dabei. In der ersten Zeit habe ich mich jeden Tag geströmt. Es ging mir von Tag zu Tag besser. Dafür habe ich mir einfach nur den Energiepunkt 2 behandelt. Den Gallenstrom habe ich zusätzlich gelegentlich absolviert.

Tipp 1

(2)

Tipp 2

(Gallenstrom) *(siehe Seite 168)*

Tipp 3

(Nabelstrom) *(siehe Seite 170)*

Übelkeit in der Schwangerschaft

Die Tochter einer meiner Freundinnen war schwanger. Meine Freundin rief mich an und fragte, ob ich nicht eine Medizin wüsste, die ihrer Tochter helfen könnte, ohne dass dem Baby geschadet würde. Ihre Tochter klagte nämlich über ständige Übelkeit, außerdem müsse sie sich laufend erbrechen. Sie meinte, ich hätte doch für alle Gelegenheiten einen Tee oder ein paar Vitamine bei der Hand.

Nun bin ich mit Ratschlägen an Schwangere grundsätzlich übervorsichtig. Was ein Erwachsener mit links verkraften kann, ist einem kleinen Baby im Bauch noch lange nicht zuträglich.

So riet ich meiner Freundin, bei ihrer Tochter doch das Strömen anzuwenden. Ich hatte mit den Energiepunkten 4 und 21 im Falle von Übelkeit, Benommenheit und Schwindel in der Vergangenheit doch selbst schon mehrfach ganz wunderbare Erfahrungen gemacht. Es müsste auf diese Weise doch auch einer Schwangeren zu helfen sein. Gesagt, getan, meine Freundin versuchte, ihrer Tochter das Strömen nahe zu bringen. Aber diese lachte ihre Mutter nur aus. Sie konnte sich schwer vorstellen, dass ein solcher «Hokuspokus», wie sie sich ausdrückte, ihr Hilfe bringen sollte. Aber meine Freundin ließ nicht locker.

Und so folgte die Tochter dann widerstrebend doch dem Rat ihrer Mutter. Ich vermute in erster Linie, um diese von der Fruchtlosigkeit solcher Bemühungen zu überzeugen und um den ständigen Ratschlägen ein Ende zu machen.

Da sie bei der Anwendung des Strömens auch den Fernseher eingeschaltet hatte und einen spannenden Film anschaute, vergaß sie die Zeit und strömte sich eine lange Weile, ohne das zu bemerken. Meine Freundin fragte dann ihre Tochter, wie sie sich fühle. Diese nahm ihre Hand herunter und registrierte erst jetzt erstaunt, dass sie von der Übelkeit, die sie vorher nonstop begleitet hatte, völlig befreit war.

Die junge Dame hat sich nach dieser verblüffenden Erfahrung im Übrigen die gesamte Schwangerschaft hindurch geströmt. Die Übelkeit ist nicht wieder aufgetaucht, und erbrechen musste sie sich kein einziges Mal mehr.

Tipp

Eine Hand strömt (4)
die andere Hand strömt gleichzeitig (21) auf der anderen Körperseite

(siehe Seite 134 Foto C)

Übermüdung nach zu wenig Schlaf

Leider ist die Schlaflosigkeit ein Problem in meinem Gesundheitsplan.

Dabei weiß ich selbst für meine Person nur zu genau, wo die Ursache liegt. Ich finde meine Arbeit derart spannend, dass ich es regelmäßig versäume, mir den Tag über eine oder mehrere Verschnaufpausen zu gönnen. Da an pünktlichen Feierabend bei uns nicht zu denken ist, trage ich die Aufregungen des Tages mit in die Nacht hinein. Ich bin dann oft so stark erregt, dass ein Lavendelbad, Baldriantee, ruhige Gedanken und selbst ausgiebiges Strömen mich nicht völlig herunterbringen können von dem Stress-Level, den ich mir gegen alles bessere Wissen wieder einmal angelacht habe.

Da muss ich dann schon einen Teil der Nacht damit verbringen, mich endlich «abzuregen». Dies tue ich heute sehr genüsslich. Ich gönne mir einen schönen Fernsehfilm und lese noch ein wenig. Leider bleiben mir für eine solche Nacht nur wenige Schlafstunden. Der Folgetag verläuft entsprechend. Eigentlich mache ich dann nur «Dienst nach Vorschrift». Ich erledige die notwendigen Tagespflichten. Aber nicht mit dem mir eigenen Enthusiasmus. Gottlob lässt mich meine Energie nicht ganz und gar im Stich.

Dank meines heute um Längen verbesserten Energiepotenziales bin ich trotzdem recht leistungsfähig. Schlimm wird es erst, wenn sich solche Schlaf-Notzeiten häufen. Das kann passieren, wenn ich wegen einer Begebenheit oder eines herannahenden Ereignisses sehr «unter Strom» stehe.

So ist es mir auch einmal passiert, als für unsere Ernährungsschule ein Einschulungswochenende anstand. Ich war freitagmittags bereits mit drei unserer Referentinnen verabredet. Es sollten grundlegende Änderungen am Lehrsystem diskutiert und verabschiedet werden.

Schon Tage vorher hatte ich Gedanken gewälzt, Konzepte erarbeitet und war aufgeregt ohne Ende. Die Folge war, dass der Schlaf, den ich so dringend benötigt hätte, mich gemeinerweise fast völlig mied.

Mit Grauen sah ich unserer Konferenz entgegen. Wie sollte ich bloß hellwach, genau so wie es erforderlich war, dem Meeting vorstehen?

Wenige Tage zuvor erst hatte ich von einer unserer Workshop-Leiterinnen für Heilströmen einen Griff erlernt, wie man extreme Übermüdung überwinden kann.

Obwohl ich wenig zuversichtlich war, energielos und todmüde, legte ich anweisungsgemäß die Fingerspitzen beider Hände mit etwas Druck jeweils auf den Daumenballen derselben Hand (EP 18). In dieser Position verblieb ich etwa 20 Minuten.

Wie es ausging? Ich kann nur sagen, dass ich mit meinen Kolleginnen einen anregenden Nachmittag verbracht habe, an dem eine fruchtbare und zukunftsweisende Arbeit geleistet wurde. Und meine lähmende Müdigkeit? Zu meiner eigenen Überraschung war keine Spur mehr davon vorhanden.

Mein Rat also: mit der rechten Hand arbeiten, schreiben und telefonieren und den linken Handballen immer wieder zwischendurch strömen. Natürlich ist das kein Schlafersatz. Aber gelegentlich angewandt, bietet sich hiermit eine gute Überbrückung für Energiedefizite.

Tipp 1

(18)

Die Fingerspitzen einer Hand mit leichtem Druck auf den Handballen legen. Noch wirkungsvoller ist diese Strömung, wenn sie mit beiden Händen ausgeführt werden kann. *(siehe Seite 127 Foto D)*

Tipp 2

(25)

Sitzen auf den Händen (Energiepunkte 25) macht munter und bringt den Kreislauf in Schwung *(siehe Seite 139 Foto E)*

Tipp 3

Eine Hand strömt (25)

die andere Hand strömt gleichzeitig (3)

Tipp 4

(4)(4)

Mit beiden Händen. Das macht hellwach, hilft müden Augen. Oder eine Handfläche oder beide Handflächen übereinander auf beide Energiepunkte legen (entspannt sehr)

Tipp 5

(2)(2)

Mit beiden Händen halten (im Liegen Handflächen oder Handrücken unter beide Energiepunkte 2 legen. Bringt frische Kraft und erwärmt)

Tipp 6

Die Fingerspitzen beider Hände oben auf die seitliche Kopfmitte legen

löst Müdigkeit auf, macht wach

(siehe Seite 138 Foto C)

Tipp 7

Kleiner Finger

Ruhiges Schlafen

Nachdem mir das Strömen vorgestellt worden war, bin ich in Hochstimmung heimgefahren. Im Gepäck allerhand Unterlagen. Das System war für mich noch nackte Theorie. Alles, was ich wissen wollte, musste ich mir zunächst alleine erarbeiten.

So setzte ich mich noch am gleichen Abend hin und schrieb mir aus meinen Unterlagen den Strom für gutes Schlafen heraus. Ich begann meine Anwendungen also gleich mit einem relativ komplizierten Gefüge. In der Nacht schlief ich wie gewiegt. Ich war beeindruckt.

Und so fing alles an. Seither habe ich diesen Strom sehr oft wiederholt und weitergegeben. Aber wie das manchmal so ist, dann vernachlässigt man wieder, was der Gesundheit so dienlich ist. Warum? Man gewöhnt sich an das Wohlergehen. Jetzt mache ich meinen «Schlafstrom» wieder regelmäßiger.

Tipp 1

Rechter Strom

1. Griff

Rechte Fingerspitzen strömen (8a)

Rechte Daumenspitze strömt gleichzeitig (8)

2. Griff

Rechte Fingerspitzen strömen (15)

3. Griff

Rechte Fingerspitzen strömen (14)

4. Griff

Rechte Fingerspitzen strömen (13)

5. Griff

Rechter Zeigefinger strömt (20)

Rechte Daumenspitze strömt gleichzeitig (21)

Währenddessen ruht der Mittelfinger auf dem (18)

Linker Strom

1. Griff

Linke Fingerspitzen strömen (8a)

Linke Daumenspitze strömt gleichzeitig (8)

2. Griff

Linke Fingerspitzen strömen (15)

3. Griff

Linke Fingerspitzen strömen (14)

4. Griff

Linke Fingerspitzen strömen (13)

5. Griff Linker Zeigefinger strömt (20)

Linke Daumenspitze strömt gleichzeitig (21)

Währenddessen ruht der Mittelfinger auf dem (18)

oder beide Ströme gleichzeitig

Tipp 2

Magenstrom *(siehe Seite 156)* Beruhigt

Tipp 3 (1)

Einseitig, besser beidseitig

Tipp 4 (8)

Beide Energiepunkte 8 halten

(evtl. im Liegen Bein anziehen)

Tipp 5

Mittelstrom *(siehe Seite 142)* Beruhigt

Bei Zeitnot ersatzweise nur den 1. Griff des Mittelstroms strömen, bringt zur Mitte zurück *(siehe Seite 146, 1. Griff)*

Tipp 6

Daumen

Beruhigt den Magen, nimmt Sorgen weg

Verbrennungen oder Verbrühung

Besonders bei einem solchen Unfall kann man die wundersame Wirkung des Heilströmens beobachten.

Im Fall einer Verbrennung oder eines Verbrühens kann man gut eine «Kühlung von innen» erreichen. Man bettet den Betroffenen vor sich und nimmt seine Waden in die Hände.

Wichtig ist, dass man lange (mindestens 20 Minuten) in dieser Position verharrt. Ich habe mehrfach erlebt, dass die Schmerzen nach nur wenigen Minuten abklingen.

Das erstaunlichste Ergebnis allerdings zeigt sich darin, dass keine Brand- oder Verbrühungsblasen entstehen. Voraussetzung allerdings ist, dass die Behandlung sofort nach dem Unfall ausreichend lange angewandt wird.

Tipp 1

Der «Patient» liegt auf dem Rücken, und man schiebt die Hände so unter seine Waden, dass die Fingerspitzen in die Kniekehle drücken und seine Beine auf den Armen liegen. Hilft bei allen Verbrennungen und Sonnenbrand. *(siehe Seite 133 Foto H)*

Für die Selbstbehandlung:
Im Knien die Hände in die eigenen Kniekehlen schieben, die Handflächen liegen dabei auf den Waden

Tipp 2

Die Handflächen seitlich neben die verbrannte Stelle legen, sodass Daumen und Zeigefinger um die Stelle ein Dreieck bilden

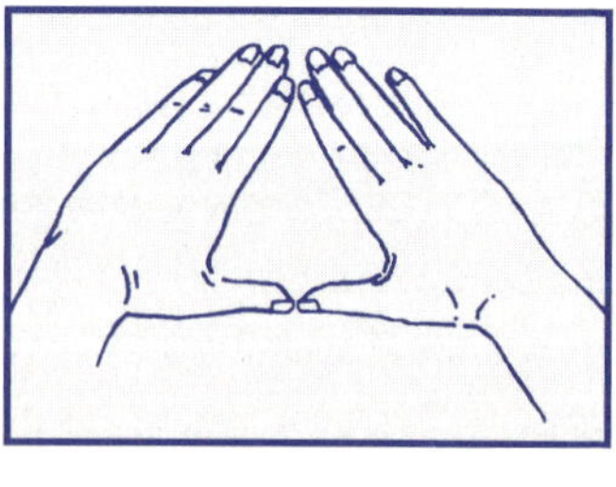

Verschluckst du dich auch so oft?

Ich jedenfalls habe das von meiner Mutter geerbt. Wir beide verschlucken uns häufig. Einfach so. An der eigenen Spucke sozusagen, an Getränken oder am Essen.

Und dann ist die Husterei eine äußerst unangenehme Angelegenheit. Peinlich finde ich das Gekeuche noch dazu. Besonders dann, wenn man sich in Gesellschaft befindet.

Und gerade für das Verschlucken hat das japanische Heilströmen eine spektakuläre Anwendung parat. Geradezu verblüffend wirkt sie. Bisher hat es tatsächlich immer tadellos funktioniert, dass die unangenehme Keucherei praktisch «auf Knopfdruck» verschwand. Ein kräftiger Druck auf die Innenseite des Knies (Energiepunkt 1), und schlagartig hört das Husten auf.

Gelegentlich verblüffe ich mit solchen Späßchen meine Kurgäste. Stelle dir mal vor, du sitzt in einem Seminar, und ein Teilnehmer verschluckt sich, weiß sich einfach nicht mehr zu helfen. Du gehst seelenruhig auf ihn zu, fasst an sein Knie – weg ist es. Die Gesichter der Anwesenden kannst du dir dann sicher vorstellen.

So ist es mir z. B. passiert, dass eine Dame wegen des Verschluckens meine Runde verlassen wollte. Sie ging an mir vorbei. Ich fragte sie: «Weshalb gehst du denn?» Sie antwortete: «Weil ich nicht aufhören kann zu husten.» Ich griff um ihr Knie, und ihr Husten stockte. Ich forderte sie auf, weiterzuhusten. Sie versuchte es ernsthaft, und es gelang ihr nicht. Logisch, dass die Gruppe lauthals lachte.

Leider kommen mir nicht immer solche netten Geschichten zu Hilfe, sodass ich mich auf meine Glaubwürdigkeit verlassen muss, will ich meine Zuhörer von den wunderbaren Möglichkeiten des Heilströmens überzeugen.

Ähnlich wie in Bad Salzhausen ging es mir bei einem Mitarbeiterwochenende im Seminarhaus unserer Ernährungsschule.

Ich war auf die oben genannte Weise einer Kollegin behilflich. Ihr verblüfftes Gesicht sprach Bände. Ich fragte sie: «Anni, was habe ich nun gemacht?» Ihre Antwort war süß: «Du hast unten gedrückt, und oben hat es gewirkt!»

Meine nun 80-jährige Mutter jedenfalls habe ich damit überzeugt. Sie ist pensionierte Lehrerin und glaubt eigentlich gar nichts. Seit dem Spontanerfolg gegen das Verschlucken allerdings ist sie nun begierig, das Strömen für sich zu nutzen, und wendet es bei allen auftretenden gesundheitlichen Störungen jetzt immer überaus erfolgreich an.

Tipp

(1) Auf einer oder beiden Seiten

Zahnschmerzen

Es ist schon erstaunlich, wie schnell man Zahnschmerzen oft mit Hilfe des Strömens lindern kann. Ich selbst habe nun schon mehrfach diese Erfahrung gemacht und sie auch häufig an meine Kurgäste weitergegeben.

Während der Sommerferienzeit hatte sich z. B. eine nette Lehrerin für drei Wochen bei uns in Bad Salzhausen zur Kur angemeldet. Bereits an ihrem zweiten Urlaubstag klagte sie über heftige Zahnschmerzen. Da sie in Hamburg zu Hause war und unser schönes Kurhaus-Hotel in Hessen liegt, war nicht daran zu denken, dass sie mal so eben ihren Zahnarzt aufsuchen könnte. Sie war auch nicht dazu zu bewegen, unseren Empfehlungen zu folgen und hier einen bewährten Zahnklempner aufzusuchen. Seelisch bereitete sie sich also darauf vor, die Kur abzubrechen und wieder heimzureisen.

Jeder, der schon mal von Zahnschmerzen geplagt war, kann ihre Überlegungen sicher verstehen. Schweren Herzens wollte ich also ihrem Entschluss zustimmen. Um ihr aber spontan etwas Erleichterung zu verschaffen, legte ich während des Seminars, das ich in Sachen Ernährung meinen Gästen gab, ihr Bein auf meinen Schoß und strömte ihr den Energiepunkt 8a. Das ist der Punkt auf dem Wadenmuskel, ziemlich weit unten, etwas seitlich. Diese Region reagierte auch sehr schmerzempfindlich auf den Druck meines Fingers, und sie schrie erschrocken auf.

Nun fuhr ich also mit meinem Vortrag fort und beließ mit sanftem Druck meine Fingerspitzen auf ihrer Wade. Nach einer Weile sagte mein Gast: «Im Moment haben meine Schmerzen nachgelassen.» Sie nahm also ihr Bein herunter. Die Schmerzen, die vorher nonstop vorhanden waren, kamen während der Gesprächsrunde mit meinen Gästen auch nicht wieder. Meine «Patientin» meinte nun, sie würde doch gerne bleiben. Selbstverständlich nur dann, wenn sie eben nicht mehr von Schmerzen geplagt würde. So schärfte ich ihr also ein, dass sie meine Maßnahme selbst anwenden solle und diese etwa alle acht Stunden wiederholen müsse. Das hat sie dann auch treu und brav die gesamten drei Wochen hindurch praktiziert.

Die Zahnschmerzen sind in dieser Zeit übrigens nicht mehr aufgetaucht. Selbstverständlich ersetzt eine solche Behandlung nicht den Zahnarzt. Aber als «Erste-Hilfe-Maßnahme» oder für eine Übergangszeit ist diese Strömung überaus wirkungsvoll.

Tipp 1

8a

Auf derselben Körperseite des Schmerzzustandes, bei akuten Zahnschmerzen mindestens 20 Minuten

Tipp 2

Magenstrom *(siehe Seite 156)*

Zahnschmerzen während der Schwangerschaft

Während ich dieses Buch schreibe, ist meine große Tochter im 4. Monat schwanger. Sie klagte mir ihre heftigen Zahnschmerzen und äußerte die Befürchtung, dass sie sich in zahnärztliche Behandlung begeben müsse. Ich kann ihr nachfühlen, dass sie sich darüber Sorgen macht. Schließlich will man so einem kleinen Ungeborenen die Giftbelastung durch eine schmerzstillende Spritze ja nicht unbedingt zumuten. Mein großes Kind verzog so jämmerlich das Gesicht, dass mir klar war, dass hier nicht mal eben eine kleine Zahnweh-Attacke vorlag, sondern tatsächlich eine größere Behandlungsgeschichte anstand.

Da tröstete es wenig, dass ich ihr erzählte, wie es mir in der Zeit meiner Schwangerschaften erging und ich tatsächlich, so wie der Volksmund es weissagt, bei jedem meiner Kinder einen Zahn verloren habe. Und immer handelte es sich um eine überaus schmerzhafte Angelegenheit: Nervtöten ohne Betäubung und Zahnziehen mit einer Minidosis an Schmerzmitteln.

«Na bravo», sagte meine Tochter, «und was mache jetzt ich?» Rasch schickte ich jemanden zur Apotheke und ließ Nelkenöl besorgen. In der Zwischenzeit strömte ich meiner Tochter den Energiepunkt 8a. Am selben Fuß wandte ich gleichzeitig außerdem den Schmerzgriff (EP 16 und EP 5) an. Nach wenigen Minuten bereits ließen die schlimmsten Schmerzen nach, um dann nach etwa 20 Minuten gänzlich zu verschwinden. Das dann eintreffende Nelkenöl war schon überflüssig geworden.

Leider suchte meine Große den Grund für die spontane Besserung darin, dass Zahnschmerzen ja ohnehin in Intervallen auftreten und sicher sowieso vergangen wären.

Tja, der Prophet zählt eben nichts im eigenen Land, das musste ich schon öfter erfahren. Dies, obwohl doch niemand besser weiß als meine Angehörigen, wie verblüffend oft die Erfolge des Strömens sind. Nach einigen Tagen konnte bei einer weiteren Attacke übrigens wieder ein Erfolg erzielt werden. Danach sind die Zahnschmerzen bis heute zum Glück nicht wieder aufgetreten.

Tipp 1

8a

Auf derselben Körperseite des Schmerzzustandes,
bei akuten Zahnschmerzen mindestens 20 Minuten

Tipp 2

Magenstrom *(siehe Seite 156)*

Entzündeter Ballen (Hallux valgus)

Meine Freundin Luise ist eine sehr attraktive Frau. Sie hat eine sportliche und schlanke Figur und ist äußerst temperamentvoll und quirlig. Immer hat sie etwas vor. Sportliche Unternehmungen gehören dazu. Sie spielt Tennis, macht Yoga und wandert auch gerne.

Leider war die Freude daran in den letzten Jahren stark getrübt durch ein Leiden, von dem sie bereits ihr gesamtes Erwachsenenalter hindurch begleitet wurde. Die Ballen ihrer Füße waren stark vergrößert und ständig entzündet. Dementsprechend waren die Schmerzen, an denen sie laufend litt. Sie machte wenig Aufhebens davon. Aber ich sah natürlich oft, wie sie sich in Schuhe hineinzwängte, die einfach nicht weit genug sein konnten, um nicht zu drücken. In jüngeren Jahren wollte sie natürlich auch mit der Mode gehen. Da wurde dann passend gemacht, was partout nicht passen wollte. Lieber wurden Schmerzen erduldet.

In ihrer Not probierte Luise alle guten Ratschläge von Ärzten, Heilpraktikern und Freunden. Nichts half. Die Ballen wurden immer dicker und sahen in ihrer Entzündlichkeit regelrecht gefährlich aus. Dem Rat der Ärzte zur Operation mochte meine Freundin nicht folgen. Horrorgeschichten, nach denen die Beschwerden nach solchen Operationen möglicherweise noch schlimmer würden, hielten sie davon ab. Als sie das Strömen kennen gelernt hatte, versuchte sie ohne große Hoffnung auch einmal diese Methode. Dabei strömte sie sich mehrfach täglich die Energiepunkte 19 und 8a gemeinsam. Nach wenigen Tagen ging die Entzündung an den Ballen zurück. Sie waren weniger rot und empfindlich. Von derartigen Anfangserfolgen angespornt, setzt sie mit großer Geduld die Behandlung bis zum heutigen Tag fort.

Das Ergebnis kann sich sehen lassen. Natürlich hat Luise noch immer keine schmalen und zierlichen Füßchen. Aber die

Ballen stehen heute weit weniger vor als früher. Entzündungen kennt sie schon seit langem nicht mehr. Mit großem Vergnügen kauft sich meine Freundin heute auch schöne Schuhe. Sie muss nur noch wenig Rücksicht auf die deformierten Ballen nehmen.

Dieses Beispiel zeigt deutlich, dass es wichtig ist, den Heilungsmöglichkeiten auch die nötige Zeit zu geben. Wie kann schließlich eine chronische Erkrankung über Nacht verschwinden?

Tipp 1

Eine Hand strömt (9)
die andere Hand strömt gleichzeitig (8a) auf derselben Körperseite

Für die Selbstbehandlung:
Evtl. EP 9 durch EP 19 ersetzen

Tipp 2

(Leberstrom) *(siehe Seite 172)*

Erfahrungsberichte von Alexander

Allergische Reaktion

Eines Tages kam Alexander völlig durchfroren heim. Seine Frau bereitete ihm ein Verwöhnbad, in dem er sich wohlig rekelte. Sie kam dann geheimnisvoll lächelnd mit einem kleinen Fläschchen und goss ihm, ehe er sich versah, einen kleinen Schuss daraus in sein Badewasser. Sofort reagierte seine Haut heftig. Sie wurde feuerrot, und er hatte das Gefühl, dass er von oben bis unten mit spitzen Nadeln gestochen würde.

Erschrocken sprang er aus dem Bad und seifte seinen Körper in der Dusche vom Hals bis zu den Zehenspitzen ab. Aber das Stechen, Jucken und Brennen wollte nicht aufhören. Daraufhin legte er sich ins Bett, seine Frau nahm auf seine Bitte hin seine Waden in ihre Hände, und er selbst strömte sich den Energiepunkt 13 (weil er an den Allergiepunkt EP 10 nicht selbst herankam).

Langsam ließ die Qual nach, und seine Frau konnte ihm erklären, was passiert war: Sie wollte ihm eine Freude machen und hatte Zimtöl in das Badewasser gegeben. Ein Duft, von dem sie wusste, wie sehr er ihn liebte. Was sie nicht wusste, war, dass Zimt, extrem erwärmt und konzentriert, die Haut reizen kann.

Tipp 1

Der «Patient» liegt auf dem Rücken, und man schiebt die Hände so unter seine Waden, dass die Fingerspitzen in die Kniekehle drücken und seine Beine auf den Armen liegen. Hilft auch bei allen Verbrennungen und Sonnenbrand sowie bei allen Hautproblemen (z. B. Schuppenflechte). *(siehe Seite 133 Foto H)*

Für die Selbstbehandlung:

Im Knien die Hände in die Kniekehlen schieben, die Handflächen liegen auf den Waden

Tipp 2

(10)

(siehe Seite 131 Foto A)

FÜR DIE SELBSTBEHANDLUNG:

Ersatzpunkte 13 oder 19a

Besser durchatmen

Wie Alexander mir erzählte, wurde ihm während seiner Seminare oftmals Folgendes berichtet: Teilnehmer, die sonst im Liegen ganz schlecht Luft bekommen, konnten beim 3. Griff des Mittelstroms plötzlich leicht atmen. Andere Teilnehmer wiederum berichteten von Atembeschwerden. Beides sind mögliche Reaktionen auf diese Stimulierung, die generell bei Atemproblemen behilflich ist und auch unabhängig davon zwischendurch angewandt werden kann.

Tipp 1

Mittelstrom *(siehe Seite 142)*

Tipp 2

3. Griff vom Mittelstrom *(siehe Seite 146, 3. Griff)*

Tipp 3

Daumen auf Ringfingernagel derselben Hand legen
(siehe Seite 129 Foto F)

Tipp 4

(3)

Tipp 5

(10)

FÜR DIE SELBSTBEHANDLUNG:

Evtl. statt Energiepunkt 10 Energiepunkt 19a strömen

Müde Augen

Alexanders Frau arbeitet oft stundenlang am Computer. Ihre Augen werden dann ganz müde, und sie klagt, dass sie um die Augen herum keine Energie mehr habe und sie sich nun überhaupt nicht mehr konzentrieren könne.

Wenn Alexander Zeit hat, strömt er ihr die Energiepunkte 4, oder sie strömt sie sich selbst. Hilfreich in einem solchen Fall ist nach seinen Erfahrungen auch, wenn man sich die Energiepunkte 4 und 21 gleichzeitig strömt.

Alexanders Frau bestätigt ihm immer wieder, wie viel besser sie sich nach dieser Behandlung fühlt und dass sie nun wieder energievoller und wacher ist.

Tipp 1

(4) (4)

Tipp 2

Eine Hand strömt (4)
die andere Hand strömt gleichzeitig (21) auf der anderen Körperseite

Blinddarmentzündung

Alexander hatte diese kleine Geschichte von einem seiner Lehrer gehört: Dieser war wegen heftiger Bauchschmerzen nachts ins Krankenhaus gefahren. Dort diagnostizierte man ihm eine Blinddarmentzündung und riet zu einer baldigen Operation.

Wieder daheim, schaute der Patient gleich in seinen Unterlagen über Heilströmen nach und strömte sich nach dieser Anweisung für Blinddarmbeschwerden die Energiepunkte 11 und 25 auf der rechten Seite.

Da er zunächst keine Besserung verspürte, wollte er schon aufgeben. Doch nach etwa 20 Minuten waren die Schmerzen plötzlich verschwunden. Er hat sich dann später noch nachbehandelt, aber die Beschwerden kamen nicht wieder. Als er im Krankenhaus vereinbarungsgemäß seinen Untersuchungstermin wahrnahm, konnte keine Blinddarmentzündung mehr festgestellt werden, und bis zum heutigen Tag gab es für eine Operation keine Notwendigkeit mehr.

Tipp 1

Eine Hand strömt (11)
die andere Hand strömt gleichzeitig (25)

Tipp 2

Linker Dickdarmstrom *(siehe Seite 152)*

Diese Maßnahmen können nur zur «ersten Hilfe» empfohlen werden. Danach unbedingt zum Arzt gehen!

Blut stillen

Alexander nahm an einem Fortbildungsseminar teil. Eine Teilnehmerin stolperte und stieß dabei heftig gegen eine Tischkante. Die Folge war eine starke Blutung an der Schläfe.

Die Kursteilnehmerin nutzte die Chance, ihr neu erworbenes Wissen zu testen, und hielt anweisungsgemäß ihre Hände über die Wunde. Dabei legte sie ihre rechte Hand zuunterst und die linke Hand darüber. Die Hände bildeten also einen (schwebenden) Turm über der Verletzung. Nach nur wenigen Minuten kam die Blutung völlig zum Stillstand.

Tipp

Rechte Hand auf oder schwebend über die Verletzung, linke Hand darüber legen

Eisenmangel

Die Frau eines Lehrers von Alexander war schwanger. Der sie untersuchende Frauenarzt machte sich wegen des in ihrem Blut festgestellten Eisenmangels Sorgen und wollte ihr entsprechende Präparate verschreiben. Die werdende Mutter lehnte dies jedoch ab. Sie wollte nichts «einnehmen».

Sie strömte sich stattdessen jeden Tag den Magenstrom, von dem sie wusste, dass er die Eisenverwertung unterstützt. Nach nur einer Woche waren ihre Werte zum großen Erstaunen ihres Arztes wieder in Ordnung.

Tipp 1

Magenstrom *(siehe Seite 156)*

Tipp 2

14

Das Fallbeispiel soll keine Empfehlung gegen ärztliche Ratschläge darstellen, sondern eine unterstützende Möglichkeit aufzeigen.

Ehekrise/sexuelle Probleme

Alexander hatte einmal eine Klientin, die ihn als letzte Instanz nach einer langen Odyssee durch Arzt- und Heilpraxen betrachtete. Sie war noch verhältnismäßig jung und konnte einfach keinen Spaß mehr an der körperlichen Seite ihres Ehelebens finden. Da sie früher eine sehr sinnliche Person gewesen war und unter diesem für sie völlig neuen Defizit litt, wollte sie nichts unversucht lassen, um zu ihrem ehemaligen erfüllten Liebesleben zurückzukommen. Besonders, da ihre Ehe in eine schwere Krise zu geraten drohte. Für ihren Gatten war sie einfach nicht mehr dieselbe Frau, die er einmal begehrt und geheiratet hatte.

Alexander versuchte, in einem Gespräch zu klären, wie es zu dieser einschneidenden Veränderung kommen konnte. Die Klientin erzählte ihm, sie könne ihrem Mann nicht verzeihen, dass er sie vor geraumer Zeit zu einer Abtreibung gezwungen habe. Sie hegte großen Groll gegen ihn und hatte selbst auch starke Schuldgefühle, die sie einfach nicht loslassen konnte. So fühle sie sich zwar zu ihrem Mann hingezogen, wollte auch die Ehe nicht gefährden, konnte sie aber derzeit nicht in der gewohnten, lustvollen Weise vollziehen.

Alexander machte ihr klar, dass sich ihre Schuldgefühle nur dann auflösen würden, wenn sie ihrem Mann verzeihen könnte. Danach strömte er sie intensiv. Im Anschluss an nur eine einzige Sitzung rief die Frau ihn nach wenigen Tagen an und berichtete, dass es ihr und ihrem Mann bereits sehr viel besser ginge und dass sie auf jeden Fall das Strömen weiterführen wolle.

Sie meldete sich und ihren Gatten gleich zu einem Selbsthilfekursus bei ihm an. Später berichtete sie Alexander, dass er ihre Ehe «gerettet» hätte. Der Ehemann bestätigte dies augenzwinkernd.

Tipp 1

Nabelstrom

Stärkt die sexuelle Energie und hilft annehmen, was ist *(siehe Seite 170)*

Tipp 2

Zwerchfellstrom

Stärkt die sexuelle Energie *(siehe Seite 164)*

Tipp 3

Mittelstrom

Stärkt die sexuelle Energie *(siehe Seite 142)*

Energiezuwachs durch den Mittelstrom

Alexanders Frau war viele Jahre Mitarbeiterin unserer Ernährungsschule. Sie ist eine Frau, die in ihrem Leben bereits viel leisten musste. Sie hat aber deutliche Energieprobleme und ist leicht ermüdbar. So war es für sie immer notwendig, tagsüber eine bestimmte Ruhezeit zu halten, um Power für die weiteren Tagespflichten zu haben.

Seit ein paar Jahren strömt sie sich täglich den Mittelstrom. Dabei konnte sie einen deutlichen Energiezuwachs bemerken. Sie wurde zunehmend energievoller und war auch von den täglichen Pflichten lange nicht mehr so «geschafft», wie das in der Vergangenheit immer der Fall war.

Besonders auffallend zeigte sich der Unterschied, wenn sie aus zeitlichen Gründen einmal für kurze oder längere Zeit mit dem Strömen aussetzte.

Außerdem haben sich ihr Lebensmut und ihr Durchsetzungsvermögen deutlich erhöht.

Tipp 1

Mittelstrom *(siehe Seite 142)*

Bei Zeitmangel kann man auch mal nur den ersten Griff des Mittelstroms strömen (dann eventuell etwas länger)

Tipp 2

Handmitte

Als sanfte Entsprechung

Tipp 3

Mittelfinger

Als sanfte Entsprechung

Frieren im Bett

Alexanders Frau ist das, was man landläufig eine Frostbeule nennt. So spürte sie früher gar nicht, wenn die Räume ihres Hauses völlig überheizt waren. Die ganze Familie litt darunter, denn Wärme ist ja auch ein Energieräuber und lähmt die Aktivität. Sogar im Bett fror sie leicht, trotz der warmen Decke, in die sie sich einhüllte.

Nachdem Alexander das Strömen kennen lernte, strömte er ihr in solchen Fällen den Energiepunkt 2. Nach kurzer Zeit schon war sie gut durchwärmt. Das hielt dann die ganze Nacht an.

Sicher ist es verständlich, dass Alexander keine große Lust hatte, diesen Liebesdienst für alle Zeiten täglich zu übernehmen. So strömt sich seine Frau jetzt meist selbst, indem sie sich einfach auf den Rücken dreht und beide Handrücken unter ihre Hüften legt. Dies tut sie so lange, bis sie spürt, wie wohlige Wärme ihren Körper durchströmt.

Tipp 1

(2)

Auf einer Seite oder auf zwei Seiten strömen. Dazu kann man auch beide Handflächen oder Handrücken unter die Hüften legen

Kalte Füße

Alexander konnte in seinen Seminaren immer wieder feststellen, dass der letzte Griff des Mittelstroms, der unter anderem Blockaden im Beckenbereich auflöst, seine Wirkung besonders gut bei kalten Füßen zeigt. Das Ergebnis stellt sich allerdings nicht immer gleich bei den ersten Versuchen ein. Es zeigt sich vielmehr immer wieder, dass die Wirkung aller Ströme umso höher ist, je öfter man sie ausführt.

Wer also starke Blockaden im Beckenbereich hat, sollte diesen Griff auch einmal zwischendurch etwa 20 Minuten anwenden.

Alexander selbst hat diesen Rat gegen seine früher permanent kalten Füße schon oft mit gutem Erfolg angewandt, besonders dann, wenn er im Bett lag und die kalten Füße ihn nicht einschlafen ließen.

Tipp 1

Mittelstrom *(siehe Seite 142)*

Tipp 2

Letzter Griff vom Mittelstrom

Öffnet das blockierte Becken und erwärmt deshalb die Füße

(siehe Seite 147, 8. Griff)

Tipp 3

(2)(2) strömen

Erwärmt den ganzen Körper

Tipp 4

(15)(15) strömen

Öffnet das blockierte Becken und erwärmt deshalb die Füße

Verstauchtes Fußgelenk

Eine Dame aus Frankfurt, die mehrfach in der Vergangenheit Kurgast in Bad Salzhausen bei uns war, rief eines Tages bei Alexander an. Ihre Stimme am Telefon hörte sich kläglich an. Sie hatte sich den Fußknöchel verstaucht. Die Schmerzen waren groß, und sie wusste sich nicht zu helfen. Alexander, der zu dieser Zeit des Öfteren in Frankfurt zu tun hatte, schrieb sich ihre Adresse auf und besuchte sie noch am gleichen Tag. Er strömte die Energiepunkte auf der dem Schmerz gegenüberliegenden Körperseite.

Schon nach der ersten Ström-Behandlung konnte unsere Dame, wenn auch unter Schmerzen, wieder auftreten, obwohl sie vorher nur kriechen konnte oder auf einem Bein hüpfen musste.

Alexander kam dann noch zweimal zu einer Behandlung vorbei. Danach waren die Beschwerden fast weg. Unsere Patientin war sehr beeindruckt. Schließlich wusste sie nur zu genau, dass es sonst Wochen gedauert hätte, bis die Schmerzen nach einer Verstauchung abgeklungen wären.

Und wir haben uns gefreut, dass sie sich gleich zu einem unserer Selbsthilfekurse angemeldet hat.

Tipp 1

Eine Hand strömt (9)
die andere Hand strömt gleichzeitig (8)

FÜR DIE SELBSTBEHANDLUNG:
Energiepunkt 9 durch den Energiepunkt 19 ersetzen

Tipp 2

Eine Hand strömt (17)
dieselbe Hand strömt gleichzeitig (18)

Gewichtsausgleich

Ein Lehrer Alexanders erzählte folgende Anekdote: Er besuchte gerade sein erstes Seminar für Heilströmen. In diese Zeit fiel auch sein Termin zur Musterung bei der Bundeswehr. Er hatte keine große Lust, den Wehrdienst anzutreten, und dachte darüber nach, wie er wohl «untauglich» geschrieben werden könnte. Da er ohnehin recht dünn war, kam ihm die Idee, sich Untergewicht anzuhungern.

Als er nun lernte, dass man durch das Strömen auch sein Gewicht beeinflussen könne, probierte er das gleich am Abend aus. Vorschriftsmäßig strömte er also jeweils beide Energiepunkte 1 sowie 21 und den Magenstrom.

Als er am nächsten Tag die Wirkung kontrollieren wollte, war er ganz entsetzt darüber, dass er zugenommen hatte, statt Gewicht zu verlieren. Er hatte völlig übersehen, dass das Strömen ein intelligentes System ist und immer den gesunden Ausgleich herstellen will. Da der Proband bereits Untergewicht hatte, wurde durch das Heilströmen ein Gewichtsausgleich angebahnt.

Leider ist nicht bekannt, ob der Lehrer auf anderem Weg den Wehrdienst umgehen konnte.

Tipp 1

Magenstrom *(siehe Seite 156)*

Tipp 2

(1) (1)

Tipp 3

(21) (21)

Gier nach Süßem

Alexander hatte früher oftmals eine regelrechte Gier nach Süßem. So passierte es regelmäßig, dass er eine Tafel Schokolade in null Komma nichts, auf einen Rutsch, verschlang. Dabei schmeckte sie ihm eigentlich gar nicht und war ihm auch viel zu süß. Dennoch verputzte er die Schokolade wie unter einem Zwang.

Dies, obwohl er sich anschließend nicht einmal wohl fühlte. Eher war er wie beladen. Seine Energie war dann auch für Stunden wie blockiert.

Er begann also, sich in solchen Fällen die Energiepunkte 1a zu strömen.

Nach ein paar Minuten ließ regelmäßig die Gier auf die Schokolade nach. Heute ist diese Gier nahezu verschwunden. Nur noch selten hat er Lust auf Süßes, kann sich aber problemlos mit zwei Stückchen Schokolade oder einem Riegel begnügen. Dazu allerdings muss angemerkt werden, dass Suchtverhalten recht hartnäckig bleibt. Es ist einige Geduld erforderlich, um dauerhafte Ergebnisse zu erzielen.

Tipp 1

(1a) (1a)

Beide Handflächen oder beide Fingerspitzen über Kreuz auf beide Energiepunkte 1a legen

Tipp 2

Milzstrom

Anfangs täglich, später ein- bis zweimal wöchentlich ausführen

(siehe Seite 158)

Heilen einer Wunde

Der Freund einer Bekannten von Alexander verletzte sich schlimm an einer Bohrmaschine. Die Wunde sah bedenklich aus und blutete stark, sodass man beschloss, gleich einen Notarzt aufzusuchen.

Vorher allerdings hielt die Bekannte ihre Hände übereinander auf die Wunde (die rechte Hand zuunterst, die linke darüber), bis das Blut gestillt war. Anschließend fuhren die beiden zum Notdienst in ein Krankenhaus.

Der behandelnde Arzt war recht ärgerlich, dass der Patient erst jetzt kam. Er glaubte, die Wunde sei bereits älter, es sei schon eine längere Zeit seit der Verletzung verstrichen. Die Wunde sah tatsächlich so aus, als hätte die Heilung bereits vor längerer Zeit eingesetzt.

Tipp 1

Rechte Hand auf oder schwebend über die Verletzung, linke Hand darüber legen

stillt Blutungen

Hammerzehen

In einem Fortgeschrittenenkurs erzählte eine Kursteilnehmerin Alexander, dass sie sich mit gutem Erfolg ganz regelmäßig den Mittelstrom strömen würde. Sie sei nun viel energiereicher, und auch ihre Stimmungslage hätte sich enorm verbessert.

Sie fragte ihn auch, ob es denn sein könne, dass sich ihre Hammerzehen unter der Einwirkung des Strömens verbessert haben könnten. Es handelt sich dabei um eingezogene Zehen, die ihr in der Vergangenheit viele Probleme gemacht hatten. Kein Schuhwerk passte richtig, und sie konnte keine langen Strecken laufen. Die Zehen hätten sich nun entspannt und wieder eine fast normale Stellung.

Alexander bejahte ihre Frage, denn es ist bekannt, dass die Behandlung mit dem Mittelstrom hier helfen kann. Dieser erreicht auch tiefe Verspannungen auf unterschiedlichen Ebenen.

Tipp 1

Mittelstrom *(siehe Seite 142)*

Tipp 2

(15)

Tipp 3

Linker Strom

1. Griff

Linke Hand strömt (15)

Rechte Hand strömt gleichzeitig (6)

2. Griff

Linke Hand bleibt auf (15)

Rechte Hand strömt gleichzeitig (3)

Rechter Strom

1. Griff

Rechte Hand strömt (15)

Linke Hand strömt gleichzeitig (6)

2. Griff

Rechte Hand bleibt auf (15)

Linke Hand strömt gleichzeitig (3)

Tipp 4

Eine Hand strömt (9)

die andere Hand strömt gleichzeitig (8a)

FÜR DIE SELBSTBEHANDLUNG:

Evtl. EP 9 durch EP 19 ersetzen

Handgelenkschmerzen

Oftmals kommt es zu Heilerfolgen, ohne dass diese beabsichtigt sind. Interessenten kommen mit einem ganz anderen Anliegen in die Praxis des Therapeuten.

So ist es Alexander auch einmal passiert, dass eine Dame während der Behandlung plötzlich starke Schmerzen im rechten Handgelenk bekam. Da erst erzählte sie ihm, dass sie diese Hand kaum noch einsetze und nicht einmal mehr eine Teetasse halten könne.

Nach wenigen Behandlungen besserte sich neben den anderen Beschwerden auch die des Handgelenkes derartig, dass es voll funktionsfähig wurde. So konnte die Dame auch wieder ihrem geliebten Hobby, der Malerei, nachgehen.

Tipp 1

(23)

Hilft der Handmittelsehne vom Handgelenk bis zum Mittelfinger

Tipp 2

(11)

Hilft dem Handgelenk

Tipp 3

(4)

Hilft der gesamten Hand

Tipp 4

(4) → (12) → (11) → (3) nacheinander strömen

Tipp 5

Linker Strom

linke Hand	19	19	19	19
rechte Hand	4	12	11	3

Rechter Strom

rechte Hand	19	19	19	19
linke Hand	4	12	11	3

Tipp 6

Dickdarmstrom *(siehe Seite 152)*

Starke Hüftprobleme

Eine 80-jährige Bäckersfrau war bei uns in Bad Salzhausen. Sie war in Begleitung ihrer beiden Töchter, die ihr Gewicht reduzieren wollten.

Die alte Dame war quirlig und schien richtiggehend jugendlich, es ging ihr bis auf ein Problem sehr gut. Ihr Leben lang hatte sie viel und hart gearbeitet, sodass sie unter starken Verschleißerscheinungen an den Gelenken litt. Besonders ihre Hüfte machte ihr sehr zu schaffen, so musste sie schon seit Jahren am Stock gehen.

Alexander strömte sie in zehn Sitzungen. In dieser relativ kurzen Zeit schaffte sie es, wieder ohne Stock zu gehen, und konnte ohne Schmerzen schlafen. Sie war kaum wiederzuerkennen, so glücklich war sie. Allerdings waren die Behandlungen derart schmerzhaft, dass sie kaum auszuhalten waren. Einmal musste sie danach sogar erbrechen. Insgesamt waren die Ergebnisse jedoch verblüffend erfolgreich.

Leider hat sie sich nicht dazu überwinden können, die Selbstbehandlung zu erlernen. Nach einem Jahr musste sie deshalb wiederkommen, die Schmerzen hatten wieder eingesetzt. Dazu hatte auch beigetragen, dass sie nicht bereit gewesen war, ihre Ernährung umzustellen.

Tipp 1

(15)

Tipp 2

Leberstrom *(siehe Seite 172)*

Hartnäckiger Herpes

Eine ca. 40 Jahre alte Frau litt stark unter ihrem Herpes, der ihr in immer kürzeren Abständen viel zu schaffen machte. Sie hatte einen Herpes, der sich äußerlich als Lippenbläschen und als Genitalherpes zeigte. Aber auch ein hartnäckiger Herpes im Blut, den die Ärzte einfach nicht in «den Griff» bekamen, quälte sie sehr.

Alexander erklärte ihr, dass ihr Immunsystem gestärkt werden müsste und dass damit wahrscheinlich ihr Herpes nur noch selten oder gar nicht mehr auftreten würde.

So besuchte sie einen Selbsthilfekursus in unserem Seminarhaus, um zu lernen, sich selbst zu strömen. Als sie sich mit dem Magenstrom behandelte, brach sie in Tränen aus und konnte sich kaum beruhigen. Das war für Alexander ein Zeichen dafür, dass hier eine heftige Reaktion eingesetzt hatte und gute Aussichten auf eine Besserung bestünden.

Eine Zeit lang kam diese Frau dann zusätzlich auch noch zu Alexanders Behandlung. Von Mal zu Mal ging es ihr besser, da sie auch ganz fleißig daheim strömte, so wie sie es gelernt hatte. Der äußere Herpes zeigte sich danach gar nicht mehr. Über die Befindlichkeit im Blut konnte man nichts sagen, da dafür aufwendige klinische Untersuchungen erforderlich gewesen wären.

Eines Tages hörte die Klientin urplötzlich mit den Behandlungen auf. Offenbar hatte sie dafür finanzielle Gründe, zumal sie mit ihrer Familie gerade ihr Haus umbaute. Später wurde uns zugetragen, sie habe einen schlimmen Rückfall erlitten. Beim Hausbau sei einiges schief gelaufen, und sie habe großen Stress gehabt. Nun sei sie sehr krank.

Alexander rief sie an, weil er sich Sorgen machte. Er wollte erreichen, dass sie sich wieder strömt und ihre Genesung selbst in die Hand nimmt. Die Frau sagte ihm, sie habe daheim immer wieder heftige Tränenausbrüche gehabt und führte das auf die Behandlungen zurück. Das wolle sie sich nicht wieder antun.

Alexander erklärte ihr, dass diese Reaktion heilend sei und mit Loslassen und Auflösen der hemmenden und krank machenden Blockaden zu tun habe. Aber sie war nicht zu überzeugen.

Viele Patienten scheuen sich davor, über eine solche (zunächst schmerzhafte) Hürde zu gehen, um danach gesund werden zu können.

Tipp 1

Eine Hand strömt (23)

die andere Hand strömt gleichzeitig (25)

Tipp 2

(15) (15)

Tipp 3

Linker Strom

1. Griff

Linke Hand strömt (15)

Rechte Hand strömt gleichzeitig (6)

2. Griff

Linke Hand bleibt auf (15)

Rechte Hand strömt gleichzeitig (3)

oder

Rechter Strom

1. Griff

Rechte Hand strömt (15)

Linke Hand strömt gleichzeitig (6)

2. Griff

Rechte Hand bleibt auf (15)

Linke Hand strömt gleichzeitig (3)

Knieprobleme

Helmut, ein Kurgast in Bad Salzhausen, konnte sportlich nicht so mithalten, wie er sich das gewünscht hätte. Sein schmerzendes Knie erlaubte ihm keine große Belastung.

Alexander zeigte ihm einen Kurzgriff, den unser Gast gleich während der Kur regelmäßig anwandte. Helmut stellte auch seine Ernährung begeistert auf die vollwertige Trennkost um.

Als er nach einigen Monaten wieder eine Kurzeit bei uns verbrachte, berichtete er, dass er Alexanders Ratschlag weiter befolgt hätte und kaum noch Beschwerden mit den Knien habe. Auch seine anderen Gelenkschmerzen wären deutlich gebessert.

Ich weiß natürlich, dass dieser Erfolg auch mit der vollwertigen Ernährung zusammenhängt, aber das Strömen hat ganz sicher einen großen Anteil daran.

Tipp 1

Linkes Knie

Rechte Hand strömt (1)

Linke Hand strömt gleichzeitig (10)

Rechtes Knie

Linke Hand strömt (1)

Rechte Hand strömt gleichzeitig (10)

Zur Selbstbehandlung:

Statt Energiepunkt 10 den Energiepunkt 19 nehmen

Tipp 2

Magenstrom *(siehe Seite 156)*

Chronische Kniebeschwerden

Eine unserer Kurgäste klagte über chronische Kniebeschwerden. Sie war dem Strömen gegenüber besonders skeptisch.

Wir überzeugten sie davon, dass sie zumindest keine negativen Folgen zu erwarten habe, selbst dann nicht, wenn Alexander ihr nicht dabei helfen könne, ihre Knieschmerzen deutlich zu bessern. Dafür sollten die möglicherweise vorhandenen Blockaden gelöst werden, damit ihre Selbstheilkräfte wieder aktiviert werden könnten.

So kam sie eine Woche lang jeden Tag eher widerstrebend zur Ström-Therapie. Dazu erhielt unsere misstrauische Dame die Hausaufgabe, sich an jedem Tag zusätzlich selbst zu strömen. Das befolgte sie auch brav.

Und siehe da, nach nur wenigen Tagen spürte sie eine deutliche Besserung ihrer zuvor heftigen Schmerzen. Sie hielt das zunächst für einen Zufall. Nach zwei Wochen aber konnte sie heimreisen, ohne noch die geringsten Schmerzen zu verspüren.

Tipp 1

Linkes Knie

Rechte Hand strömt (1)

Linke Hand strömt gleichzeitig (10)

Rechtes Knie

Linke Hand strömt (1)

Rechte Hand strömt gleichzeitig (10)

Zur Selbstbehandlung:

Statt Energiepunkt 10 den Energiepunkt 19 nehmen

Tipp 2

Magenstrom *(siehe Seite 156)*

Kopfschmerzen

Eine ehemalige Kollegin aus dem Betreuungsteam bei uns in Bad Salzhausen klagte oft über ihre Kopfschmerzen.

Wir anderen hatten dafür eine gute Erklärung. Schließlich hatte unsere Kollegin drei Kinder zwischen 4 und 10 Jahren daheim und einen Mann, der arbeitslos und depressiv war. Es hing also alles an ihr. Sie machte sich um die Zukunft große Sorgen, da schon jetzt das Geld vorne und hinten nicht reichen wollte.

Bei einer kleinen Teambesprechung strömte ihr Alexander einmal, so nebenbei, die Energiepunkte 16 und EP 5 gleichzeitig. Dabei hatte er einen ihrer Füße auf seine Knie gelagert. Während wir lebhaft debattierten, verschwanden die Schmerzen bei unserer früheren Kollegin, ohne dass sie das zunächst wahrnahm. Sie stand dann auf und sagte zu Alexander: «Du, mein Kopfweh ist ja gänzlich verschwunden!» Dieser lächelte nur, denn er hatte damit natürlich gerechnet.

Tipp 1

Eine Hand strömt (16) (5) gemeinsam
die andere Hand strömt gleichzeitig (7) am selben Fuß

FÜR DIE SELBSTBEHANDLUNG:
Fuß über das andere Knie legen. *(siehe Seite 134 Foto A)*
Wenn die Kopfschmerzen vorwiegend an einer Kopfseite angesiedelt sind, strömt man die Energiepunkte der anderen Körperseite

Tipp 2

Gallenstrom *(siehe Seite 168)*
Migräne hat häufig mit der Gallenblase zu tun. Die psychischen Ursachen sind dann meist unausgedrückte Wut oder Ohnmachtsgefühle

Quälende Kopfschmerzen

Eine Therapeutin und Buchautorin aus der Schweiz leitete hier in unserem Seminarhaus einen Workshop mit dem Titel: «Ins Reine kommen mit den Eltern».

Eine Teilnehmerin, die bereits wiederholt bei uns war, fühlte sich von diesem Thema stark betroffen. Immer wenn es um die Verarbeitung von Erfahrungen ging, die wir versuchten, mit Hilfe der Familienaufstellung zu lösen, spürte unsere Teilnehmerin, dass ihr der eigene Intellekt, die Überlegung, der Wille doch stark im Wege standen. Sie schaffte es noch nicht, sich dem gefühlsmäßigen Erleben ganz hinzugeben und einfach loszulassen. Diese Blockade drückte sich in starken Kopfschmerzen aus.

Alexander strömte ihr den Energiepunkt 1, der loszulassen helfen kann. Kopfschmerzen, die daher rühren, dass das Unterbewusstsein sagt «ich will aber» oder «ich will aber nicht», können so gelöst werden.

Und genauso war es auch bei unserer Teilnehmerin. Nach kurzer Zeit war sie kopfschmerzfrei und blieb es das ganze Seminar über.

Tipp 1
(1)(1) strömen

Tipp 2
(Magenstrom) *(siehe Seite 156)*

Kopfschmerzen, die von Vergiftungen herrühren

Die Kurgäste, die zu unseren Trennkost-Kururlauben in Bad Salzhausen anreisen, leiden oftmals an Stoffwechselstörungen, manchmal auch an daraus resultierenden Kopfschmerzen im Nacken- und/oder Hinterkopfbereich.

Alexander kennt diese Symptome gut, da er als Kind häufig darunter zu leiden hatte. Heute weiß er, dass diese Beschwerden meist durch Vergiftungen im Körper hervorgerufen werden, die nicht selten von Verdauungsstörungen herrühren.

Im Bereich der Energiepunkte 4 und 12 (Nackenbereich) laufen Leber- und Dickdarm-Meridian entlang. So hilft es oftmals, wenn man sich mit den passenden Organströmen behandelt.

Als Kurzgriff kann man das Strömen des Energiepunktes 18 gleichzeitig an beiden Daumenballen anwenden.

Tipp 1

(18) (18)

Energiepunkt 18 gleichzeitig an beiden Daumenballen jeweils mit den Mittelfingern oder beliebigen Fingern der anderen Hand strömen oder einen Energiepunkt 18 mit den Fingern derselben Hand strömen *(siehe Seite 127 Foto D)*

Tipp 2

(Dickdarmstrom)

Täglich anwenden bei häufig auftretenden Kopfschmerzen dieser Art *(siehe Seite 152)*

Tipp 3

(Leberstrom)

Täglich anwenden bei häufig auftretenden Kopfschmerzen dieser Art *(siehe Seite 172)*

Kreislaufstörungen

Als kleiner Junge wurde es Alexander immer schlecht, wenn er in der Kirche lange knien musste. Hätte er das Heilströmen damals schon gekannt, würde er sich einfach den Zeigefinger mit der anderen Hand umfasst haben.

Mit diesem einfachen Rat hilft er heute oft Menschen mit Kreislaufproblemen.

Tipp 1

Zeigefinger

Einen der beiden Zeigefinger mit leichtem Druck mit der anderen Hand umspannen. Bei dem Strömen der Finger ist manchmal etwas Geduld erforderlich

Tipp 2

(23)

Tipp 3

Eine Hand strömt (23)
die andere Hand strömt gleichzeitig (25)

Tipp 4

(Nierenstrom) *(siehe Seite 166)*

Schlimme Migräne

Die Chefin eines der Hotels, mit denen ich in Bad Salzhausen arbeite, hatte, so lange sie denken konnte, quälende Migräne.

Alexander bot ihr seine Hilfe an. Leider konnte es zu keiner Terminabsprache kommen, da sie so stark in ihre Pflichten eingebunden war.

Alexander, der ihr im Laufe der Zeit einige Terminvorschläge gemacht hatte, war schon ganz frustriert, da ihr keiner der angebotenen Behandlungstermine passte. So machte er ihr den Vorschlag, zu ihr ins Hotel zu kommen. Sie solle versuchen, eine Zeitlücke zu finden.

Gesagt, getan. Die beiden gingen in einen Seminarraum, und die junge Frau legte sich auf einen Tisch, der so zur Behandlungsliege umfunktioniert wurde. Alexander strömte sie auf dieser (provisorischen) Liege einige Male. Nach wenigen Tagen war die Migräne weg und ist bis zum heutigen Tag nicht wiedergekommen.

Tipp 1

Eine Hand strömt (16) (5) gemeinsam
die andere Hand strömt gleichzeitig (7) am selben Fuß

Für die Selbstbehandlung:

Fuß über das andere Knie legen. *(siehe Seite 134 Foto A)*
Wenn die Kopfschmerzen vorwiegend an einer Kopfseite angesiedelt sind, strömt man die Energiepunkte der anderen Körperseite

Tipp 2

(Gallenstrom) *(siehe Seite 168)*
Migräne hat häufig mit der Gallenblase zu tun. Die psychischen Ursachen sind dann meist unausgedrückte Wut oder Ohnmachtsgefühle

Müdigkeit nach dem Essen

Vor einigen Jahren litt Alexander oftmals unter großer Müdigkeit. Diese erhöhte sich noch unmittelbar nach dem Essen.

Am liebsten hätte er sich dann zu einem Nickerchen hingelegt. Oft ließ sich das nicht einrichten, und er quälte sich durch den Tag.

In früheren Zeiten wurde diese Befindlichkeit noch dadurch erhöht, dass er nicht darauf achtete, was er aß. Er stopfte achtlos alles in sich hinein, was sich ihm anbot. Besonders die leicht verfügbare Nahrung besteht ja meistens aus Kohlenhydraten.

So war dann folgerichtig sein Körper hoffnungslos übersäuert. Seine ewige Müdigkeit, insbesondere nach einer ausgedehnten Mahlzeit, war also kein Wunder. Seitdem er sich bewusst ernährt, ist das schon viel besser geworden. Durch Strömen wird dieses Ergebnis noch unterstützt. Er empfiehlt in einem solchen Fall, beide Energiepunkte 1a zu strömen. Diese Energiepunkte wirken auch gegen große Sucht nach Süßigkeiten und anderen Kohlenhydraten.

Tipp 1

(1a) (1a)

Beide Energiepunkte über Kreuz strömen
(mit jeweils einem Finger oder der Handfläche)

Tipp 2

Milzstrom

Öfter mal ausführen *(siehe Seite 158)*

Ohrenschmerzen ohne erkennbaren Grund

Alexander leitete früher Kurse für autogenes Training. Bei einer dieser Veranstaltungen erzählte ihm eine Teilnehmerin, sie hätte starke Ohrenschmerzen.

Der Hals-Nasen-Ohren-Arzt habe aber keinerlei Ursachen finden können. So schickte er sie zum Zahnarzt, weil er vermutete, dass eventuell Kieferspannungen schuld an den Beschwerden sein könnten. Aber auch dieser Spezialist wusste keinen Rat. Er gab ihr die Empfehlung, die Technik des autogenen Trainings zur Entspannung zu erlernen.

Alexander empfahl seiner Kursteilnehmerin, sich zusätzlich zum autogenen Training zu strömen. Dazu zeigte er ihr die Energiepunkte 12. Diese strömte sie sich nun in der Folgezeit täglich etwa 20 Minuten.

Als man sich eine Woche später wieder traf, berichtete die Kursteilnehmerin, dass die Schmerzen völlig verschwunden seien. Alexander motivierte sie, sich weiterzuströmen. Die Schmerzen traten dann auch während der gesamten Wochen, die der Kurs dauerte, nicht wieder auf.

Tipp 1
(12) (12)

Nähte des Schädelknochens

Alexander strömte ein paarmal einen befreundeten Yogalehrer. Er kam wegen eines ganz bestimmten Anliegens.

Zu seiner und Alexanders Überraschung besserten sich nicht nur die Beschwerden, die ihn zu Alexanders Ström-Behandlung geführt hatten, es schlossen sich auch ganz unerwartet die auseinander klaffenden Nähte seines Schädelknochens.

Er hatte davon nichts gesagt, weil er gar nicht in Betracht gezogen hatte, dass auch dafür eine Besserung oder gar Heilung möglich sei.

Tipp 1
Gallenstrom *(siehe Seite 168)*

Tipp 2
Dünndarmstrom *(siehe Seite 160)*

Schmerzen beim Laufen

Eine alte Dame konnte vor Schmerzen kaum laufen. Ihr taten die Gelenke weh, und sie hatte starke Schmerzen in den Hüften, aber auch in den Füßen.

So kam sie ziemlich ohne Hoffnung zu Alexander. Er hatte den Eindruck, dass sie sich einfach mal von Herzen beklagen und sich nur bestätigen wollte, dass ihr doch nicht zu helfen sei.

Alexander strömte sie also ausgiebig. Nach dieser einen Behandlung ging sie nahezu schmerzfrei und direkt wie auf Wolken heim. Bei der nächsten Sitzung erzählte sie ihm vorwurfsvoll, dass diese Schmerzfreiheit nur an diesem einen Tag angehalten hätte und ja alles doch keinen Zweck hätte.

Alexander versuchte, sie davon zu überzeugen, dass sie schon noch einen langen Weg vor sich hätte und dass bei der Entfaltung der Selbstheilkräfte auch besonders ihre Mithilfe gefordert wäre. Dazu zeigte er ihr einen einfachen Kurzstrom, den er ihr zusätzlich als tägliche Übung für zu Hause auftrug.

Als sie das nächste Mal kam, sagte sie ihm, dass sie wieder nur einen Tag ohne Schmerzen gewesen sei. Die Eigenanwendungen allerdings waren ihr zu mühsam, und so habe sie diese nicht ausgeführt. Nach der dritten Behandlung ist die Dame dann ganz weggeblieben.

Alexander macht solche Erfahrungen immer wieder mal und spürt dann, dass seine Klienten ganz enttäuscht von ihm sind, dass er keine «Wunderheilung» an ihnen vollbringt und sie nach einer einzigen Behandlung faktisch schmerzfrei «macht».

Besonders bedauert er diese Einstellung, wenn er sich durch erste positive Ergebnisse davon überzeugen kann, dass es sich nur um eine Frage der Zeit handelt, bis hier dauerhafte Besserung oder gar Heilung einsetzen würde.

Heilung benötigt eben auch ein wenig Geduld und besonders den eigenen Einsatz.

Tipp 1

Eine Hand strömt (9)

die andere Hand strömt gleichzeitig (8a)

Für die Selbstbehandlung:

Evtl. statt Energiepunkt 9 den Energiepunkt 19 strömen

Tipp 2

(15)

Tipp 3

Leberstrom *(siehe Seite 172)*

Tipp 4

Gallenstrom *(siehe Seite 168)*

Schnarchen/Schlafapnoe

Ein ca. 50-jähriger Kurgast litt an extremen Schnarchproblemen und an Atemaussetzern, die ihn gelegentlich in eine lebensbedrohliche Situation gebracht hatten.

So war ihm von Spezialisten eine Maske verschrieben worden, die er nachts im Bett trug und die seinen Atemrhythmus regulierte.

Daneben litt er an starkem Übergewicht, das er unbedingt bei uns in Bad Salzhausen abbauen wollte. Ich hatte ihm empfohlen, sich doch einmal, unterstützend zur Kur, mit Alexander zu beraten. Bei dem ersten Termin, den sie für das Strömen vereinbart hatten, erzählte er, dass sein Anwalt ihm geraten habe, an seinem sehr schlechten Gesundheitszustand vorerst nichts zu ändern. Ein gerichtliches Verfahren liefe gerade gegen ihn, und er sei haftunfähig wegen seiner Leiden geschrieben.

So nahm unser Kurgast zwar in den ersten zwei Wochen rasant ab, wollte sich in der dritten Woche aber nur sehr schwer an die eingeschränkten Ernährungspläne halten, da er durch den Rat seines Anwalts wenig motiviert war.

Genauso erging es Alexander mit dem Strömen bei ihm. Nach anfänglichen überraschenden Erfolgen begann der Gast, die vereinbarten Termine zu «vergessen», und hielt sich auch nicht mehr an die aufgetragenen «Hausaufgaben».

So stagnierten die erworbenen Fortschritte bald, und unser Herr verlor die Lust an weiteren Behandlungen.

Alexander und ich konnten merken, dass unserem Gast die einsetzende Gesundheit gar nicht so willkommen war.

Diese Vermutung haben wir ab und zu auch bei anderen Klienten und müssen dann annehmen, dass bestimmte Menschen sich an ihrer Krankheit regelrecht festhalten, weil sie dadurch einen bestimmten Status haben, auf den sie nicht verzichten können oder wollen.

Tipp 1

(14) (14)

Hilft gegen Schnarchen

Tipp 2

Magenstrom *(siehe Seite 156)*

Schwindel/Benommenheit

Eine Dame, die unsere Kur in Bad Salzhausen besuchte, konnte einmal nicht an einem von Alexanders Seminaren teilnehmen. Sie kam lediglich, um sich zu entschuldigen.

Sie litt unter starken Schwindelgefühlen und Benommenheit. Sie meinte, sie würde von dem Vortrag sowieso doch nichts mitbekommen. Leider müsse sie starke Betablocker nehmen, und dann ginge es ihr immer so schlecht.

Alexander überredete sie zum Bleiben und strömte ihr während seines Vortrages die Energiepunkte 4 und EP 21 auf der anderen Körperseite.

Nach nur 10 Minuten waren ihre Beschwerden gänzlich verschwunden. Ihn verwunderte das nicht, da er diesen Kurzgriff oftmals anwendet. Er hat die Erfahrung gemacht, dass dieser Strom ganz unabhängig von der Ursache der Beschwerden meistens gut hilft.

Tipp

Eine Hand strömt (4)
die andere Hand strömt gleichzeitig (21) auf der anderen Körperseite

Rückenschmerzen bei einem Ehepaar

Während eines Wochenendseminars von Alexander klagte ein Ehepaar über heftige Rückenschmerzen. Sie hatten tatsächlich alle beide Rückenbeschwerden im Lendenwirbelbereich und konnten sich kaum richtig bücken und aufrichten.

Alexanders erste Idee war, dass sie beide «unter dem gleichen Joch stöhnen», dass sie praktisch an der gleichen Bürde zu tragen hätten.

In dem besuchten Selbsthilfeseminar strömten sich die Teilnehmer besonders viel gegenseitig. Man wandte den Magenstrom an, der einer der wohltuendsten Ströme ist und seine ausgleichende und beruhigende Wirkung alsbald spüren lässt. Etwas später absolvierten alle den Blasenstrom. Außerdem veranlasste Alexander beide Ehepartner, sich selbst während seines Vortrages beide Energiepunkte 2 zu strömen.

Als man sich sonntags voneinander verabschiedete, bestätigten ihm die Eheleute seine Vermutung. Sie waren wirklich beide nahezu schmerzfrei. Er trug ihnen nun auf, sich künftig täglich diese beiden Ströme zu verabreichen und auch das andere Wissen, das an diesem gemeinsamen Wochenende erworben worden war, nicht einschlafen zu lassen, sondern es fleißig anzuwenden.

Sozusagen als Belohnung für seine Fürsorge traf er das Ehepaar ein halbes Jahr später auf einem Selbsthilfekursus für Fortgeschrittene an. Auf seine Frage, wie es den beiden mit ihrem Rücken ginge, sagten sie ihm übereinstimmend, dass die Beschwerden immer dann wieder auftraten, wenn nicht regelmäßig geströmt würde.

Schließlich hätten die Schmerzen in der Zeit zuvor die Lebensführung arg beeinträchtigt. Jetzt allerdings könne man wieder alles unternehmen.

Tipp 1

(2) (2)

Tipp 2

Blasenstrom *(siehe Seite 162)*

Tipp 3

Magenstrom *(siehe Seite 156)*

Tinnitus

An einem Sonntag begrüßte Alexander die anreisenden Kurgäste in Bad Salzhausen. Man sprach bei der dazu anberaumten Teestunde auch über die gesundheitlichen Anliegen, die jeder neue Gast mit seinem Kuraufenthalt verbindet.

Neben den Wünschen für die Gewichtsreduktion berichtet dann ein jeder auch über andere Wehwehchen, die damit einhergehen oder die ihn sonst beschäftigen.

Eine Dame klagte über ihren Tinnitus. Das sind Ohrgeräusche, an denen viele Menschen heutzutage leiden. Diese sind äußerst unangenehm, da es kaum eine erfolgversprechende Behandlung dagegen gibt.

Nun hatte Alexander während seiner Tätigkeit in der Praxis diesbezüglich schon recht gute Erfahrungen mit dem Strömen gemacht. Er ermutigte unsere Dame also, sich einmal auf eine solche Behandlung einzulassen. Vor allem hatte er vor, ihr die Selbstanwendung ans Herz zu legen. Er stellte ihr in Aussicht, dass sie selbst einen günstigeren Verlauf ihres Leidens erwirken könne. (Trotz der guten Erfahrungen nimmt Alexander grundsätzlich Abstand davon, zu große Hoffnungen auf Heilerfolge zu wecken.)

Da sie an diesem Tag besonders stark unter ihrem Lärm im Ohr litt, strömte er sie gleich in der Teestunde, während er den neuen Gästen unser Kurangebot erläuterte. Nach ca. 20 Minuten verspürte sie bereits deutliche Erleichterung.

Trotzdem kam sie merkwürdigerweise nie in Alexanders Heilström-Seminar. Sie hätte dazu keine Zeit.

Alexander machte sich dann Gedanken darüber, wie es sein kann, dass jemand, dem eine deutliche Heil- oder Besserungsaussicht winkt, dennoch von den Möglichkeiten keinen Gebrauch macht.

Er meint, manchen Menschen sind Heilerfolge, die nicht in

ihr Weltbild passen, so unerklärlich, dass sie lieber darauf verzichten.

Tipp 1

(16)(5) am selben Fuß
Hilft allen Ohrproblemen
meist auf der anderen Körperseite

Tipp 2

(Nabelstrom) *(siehe Seite 170)*

Tipp 3

(Nierenstrom) *(siehe Seite 166)*

Trichterbrust

Alexander erzählte mir von einer Seminarteilnehmerin, die sich nach Strömpunkten für eine «Trichterbrust» (Verformung des Brustkorbes) erkundigt hatte.

Er riet ihr, sich geduldig über einen langen Zeitraum hinweg selbst zu strömen, und stellte ihr eine eventuelle Besserung in Aussicht. Die Dame befolgte diszipliniert seine Anweisungen.

Nach etwa einem Jahr kam sie zu einem Fortgeschrittenen-Seminar und berichtete, dass sich tatsächlich eine leichte Korrektur der «Trichterbrust» ergeben hätte. Aufgrund dieses Ergebnisses war sie so motiviert, dass sie versprach, fleißig zu strömen, um noch eine weitere Besserung zu erzielen, zumal sie bisher auch andere gesundheitliche Erfolge erreicht hatte.

Tipp 1

Eine Hand strömt (6)
die andere Hand strömt gleichzeitig (8)

Tipp 2

(18)

Große Geduld ist erforderlich, will man bei chronischen Leiden, vor allem am Skelettsystem, sichtbare und spürbare Ergebnisse erzielen

Dafür kann der Energiepunkt 15 beste Hilfe leisten. Als Alexander selbst zum ersten Mal in dieser Region geströmt wurde, ist er dabei in lautes Lachen ausgebrochen.

Bei der Behandlung dieses Punktes hatten sich ganz offensichtlich gleich ganze Kaskaden von Blockaden gelöst, sodass es zu einem befreienden Lachen kommen konnte. Allerdings dauert es oftmals gerade bei diesem Punkt sehr lange, bis er ganz durchströmt ist von fließender Energie. Hier liegen häufig die allerstärksten Blockaden vor und schneiden uns von der erwünschten Lebensfreude ab.

So musste auch Alexander erfahren, dass es trotz dieses ermutigenden Anfangserfolges noch etliche Jahre dauerte, bis er zu der heute erreichten Heiterkeit und gelegentlicher Ausgelassenheit gelangen konnte.

Tipp 1

(15) Beidseitig oder einseitig

Tipp 2

Linker Strom

1. Griff

Linke Hand strömt (15)

Rechte Hand strömt gleichzeitig (6)

2. Griff

Linke Hand bleibt auf (15)

Rechte Hand strömt gleichzeitig (3)

oder

Rechter Strom

1. Griff

Rechte Hand strömt (15)

Linke Hand strömt gleichzeitig (6)

2. Griff

Rechte Hand bleibt auf (15)

Linke Hand strömt gleichzeitig (3)

Trümmerbruch am Ellenbogen

Ich hatte eine 70-jährige Dame zu Gast, der man beim besten Willen ihr Alter weder ansah, noch ahnte, dass sie über die «mittleren Jahre» längst hinaus war. Sie war eine besonders hübsche dunkelhaarige und zierliche Person, der ihr gemäßigter Minirock durchaus stand.

Sie wollte bei uns die vollwertige Trennkost kennen lernen, um ihre Vitalität zu verbessern, zumindest aber zu erhalten.

Bei einem Gespräch erzählte sie mir, dass sie früher Dirigentin gewesen war und ihren Beruf nicht mehr ausüben konnte, weil sie nach einem Trümmerbruch am Ellenbogen den Arm nun kaum noch nach oben bewegen konnte. Leider hatten ihr alle möglichen Therapieversuche mit Bädern, Spritzen und eine einjährige konsequente Krankengymnastik keine Verbesserungen des sehr eingeschränkten Bewegungszustands gebracht.

Mit großer Traurigkeit musste sie also auf ihren geliebten Beruf verzichten, obwohl sie sich für ein Rentnerdasein noch viel zu jung und agil fühlte. Außerdem beeinträchtigten sie die mit den Folgen des Trümmerbruchs verbundenen Schmerzen, die sich nach so langer Zeit noch nicht gebessert hatten. So war sie öfter gezwungen, starke Schmerzmittel einzunehmen.

Ich verwies sie auf die Möglichkeiten, die das japanische Heilströmen ihr bringen könnten. Insbesondere betonte ich, dass gerade bei motorischen Blockaden gute Heilaussichten beständen. Sie zeigte sich interessiert und buchte bei Alexander einige Termine, um sich strömen zu lassen und dabei die Selbstanwendung zu erlernen.

Nach nur fünf Behandlungen und täglicher Selbstbehandlung (Energiepunkt 19) war unsere Patientin praktisch beschwerdefrei. Nach zwei Wochen konnte sie den Arm ganz normal bewegen.

In seelischer Hinsicht stehen der Energiepunkt und der Ellenbogen mit dem Durchsetzungsvermögen eines Menschen in Zusammenhang («Ellbogen benutzen»). Unsere Dirigentin hatte es während ihrer gesamten Zeit der Arbeit mit den zumeist männlichen Orchestermitgliedern immer schwer, sich zu behaupten. Die Vermutung liegt also nahe, dass sie sich speziell am Ellenbogen verletzte, der in diesem Fall ihren schwächsten Punkt darstellte.

Tipp 1

(19) (19)

Tipp 2

Eine Hand strömt (19)
die andere Hand strömt gleichzeitig (16)
Energiepunkt 16 unterstützt den Punkt 19,
für kraftvolleres Auftreten

Tipp 3

(15)

Tipp 4

(Gallenstrom)

Hat mit Durchsetzungsvermögen zu tun *(siehe Seite 168)*

Tipp 5

(Dünndarmstrom)

Hilft gegen Überanstrengung *(siehe Seite 160)*

Venenstau

Eine Klientin beklagte sich bei Alexander über starke Beinschmerzen und Venenstau.

Sie konnte keine Spaziergänge mehr machen, und beim Sitzen und Liegen taten die Beine weh. Ständig mussten sie hochgelegt werden.

Die Patientin hatte es auch schon mit allerlei kühlenden Auflagen versucht und alle möglichen Salben und Tinkturen ausprobiert. Sanfte Massagen hatten auch nichts gebracht. Schon nach einer einzigen Behandlung schaffte es Alexander, die Frau beschwerdefrei zu machen. Noch einige Male kam die Dame zum Strömen.

Alexander schrieb ihr zusätzlich die Punkte auf, die zur Selbstbehandlung angewandt werden können. Bis zum heutigen Tag ist die Klientin ihre Beschwerden los.

Tipp 1

(15) Einen oder beide

Tipp 2

Eine Hand strömt (15)
die andere Hand strömt gleichzeitig (3)

Tipp 3

Eine Hand strömt (23)
die andere Hand strömt gleichzeitig (25)

Tipp 4

Letzter Griff vom (Mittelstrom) *(siehe Seite 147, 8. Griff)*

Sonnenbrand

Alexander verbrachte vor zwei Jahren einen Seminarurlaub in Thailand. Er hat eine ganz helle und empfindliche Haut und kam völlig unvorbereitet aus dem Winter in den Hochsommer. Da er sich nicht vorsorglich eingecremt hatte, erwarb er ganz schnell einen fürchterlichen Sonnenbrand.

Am Abend hielt er sich dann etwa 20 Minuten lang die Waden. Am nächsten Morgen war der Sonnenbrand fast völlig verschwunden. Er hat die Behandlung an den Folgetagen noch öfter wiederholt. Von Sonnenbrand gab es den gesamten Urlaub hindurch keine Spur mehr.

Die Mitreisenden waren sehr erstaunt darüber, dass er als Einziger in der Gruppe beschwerdefrei blieb.

Tipp 1

Zur Selbstbehandlung im Knien die Hände in die Kniekehlen schieben, die Handflächen liegen auf den Waden

Der «Patient» liegt auf dem Rücken, und man schiebt die Hände so unter seine Waden, dass die Fingerspitzen in die Kniekehle drücken und seine Beine auf den Armen liegen. Hilft bei allen Verbrennungen und Sonnenbrand

(siehe Seite 133 Foto H)

Tipp 2

Die Handflächen um die verbrannte Stelle legen, sodass Daumen und Zeigefinger ein Dreieck bilden *(siehe Skizze)*

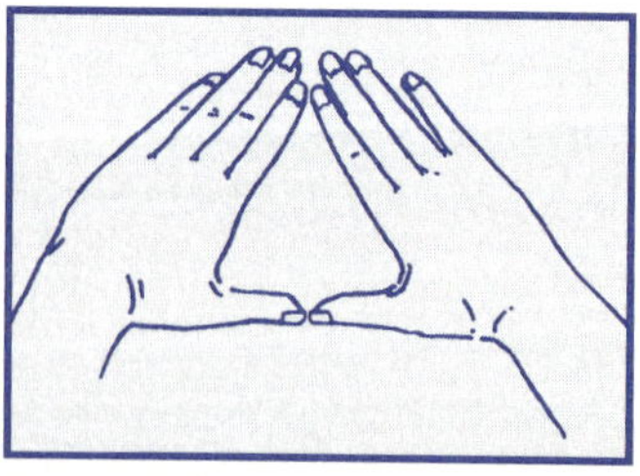

Verstopfung

Die 80-jährige Schwiegermutter eines Bekannten hatte große Probleme mit dem Stuhlgang. Trotz diverser Abführmittel, die sie bereits gewohnheitsmäßig einnahm, konnte sie an mehreren aufeinander folgenden Tagen nicht auf die Toilette gehen.

Entsprechend ging es ihr. Sie hatte starke Leibschmerzen und konnte nachts nicht schlafen, weil sie sich wie aufgeblasen fühlte. Außerdem war ihr übel, und ihr Bauch fühlte sich gespannt an. Bei leichtem Druck schrie sie gleich auf, so schmerzhaft war er. Mein Bekannter rief an und fragte, ob Alexander vielleicht einen Rat wüsste. Dieser machte sich also auf den Weg, um Emmi, so hieß die alte Dame, zu strömen.

Er erzählte, dass sie dazu regelrecht überredet werden musste, sie habe von den «Handauflegern» noch nie was gehalten. Nun, gemeinsam mit ihrer Tochter konnte Alexander sie davon überzeugen, dass eine Behandlung zumindest nicht schaden könnte. Sie willigte ein, lag dann stocksteif auf ihrem Bett und war keine sonderliche Hilfe beim Ausmachen der Schmerzzentren auf den Energiepunkten.

Dann allerdings stellte sich bei ihr ein so genannter Spontanerfolg ein. Denn kaum hatte Alexander mit dem Strömen begonnen, hörte man im Bauch seiner Klientin ein Grollen und Gluckern. Alexander musste schmunzeln und wusste, dass man mit etwas Geduld bald ans Ziel kommen würde. So war es dann auch. Kaum war die Sitzung beendet, strebte Emmi der Toilette zu. Sie berichtete Alexander, dass das «Geschäft» dann auch zu ihrer Zufriedenheit verrichtet werden konnte.

Alexander war an den Folgetagen auch noch öfter mit seiner betagten Probandin verabredet. Bei den Behandlungen war sie dann recht entspannt, und er hatte das Gefühl, dass sich mit dem Strömen noch allerlei andere Blockaden lösten, nicht nur die Verstopfung.

Allerdings fiel es Emmi sehr schwer, den Erfolg dem Strömen zuzuschreiben. Sie suchte nach allerhand anderen Begründungen, weshalb es ihr jetzt so ungleich besser ging als vorher.

Dies ist ein Phänomen, das Alexander oft erlebt. Er rechnet dann einfach mit dem «Faktor Zeit», der die entsprechende Überzeugungsarbeit schon leisten wird.

Tipp 1

Linke Hand strömt (8)

Tipp 2

Eine Hand strömt (8)
die andere Hand strömt gleichzeitig (3)

Tipp 3

Eine Hand strömt (9)
die andere Hand strömt gleichzeitig (8a)

ZUR SELBSTBEHANDLUNG:

Evtl. Energiepunkt 9 durch Energiepunkt 19 ersetzen

Die Autorin Ingrid Schlieske

hat sich ganz dem Thema Gesundheit verschrieben.

Durch den eigenen Leidensweg geprägt, hat sie sich mit dem täglichen Kampf um Vitalität und Schmerzfreiheit und dem Aktivieren der Selbstheilkräfte auseinander gesetzt.

Ihr erster Schritt in eine gesunde Zukunft war die Ernährungsumstellung nach der Trennkost.

So ist sie heute fachliche Leiterin und Inhaberin einer renommierten Ernährungsschule.

In dieser Eigenschaft hat sie mehrere Trennkost-Bücher geschrieben, die heute zu den besten und erfolgreichsten in diesem Fachgebiet gehören.

Ingrid Schlieske hat zunächst für sich selbst lernen müssen, dass Gesundheit weitgehend Fleiß ist. Dafür hat sie z. B. auch eine Heilpraktikerausbildung absolviert, um noch mehr über die Zusammenhänge im menschlichen Körper zu erfahren.

So heißt ihre Devise heute für sich selbst und andere: «Heilen, ohne zu schaden.»

Das japanische Heilströmen bietet dafür die allerbesten Möglichkeiten.

Ingrid Schlieske hat ihr Buch aus der Sicht der Selbstanwenderin geschrieben und ihre eigenen Erfahrungen und die ihrer Mitmenschen darin verarbeitet.

Wie alle ihre Bücher ist es lebendig, anschaulich und humorvoll geschrieben. Es enthält Fotos, Zeichnungen und Grafiken.

Das Buch motiviert und macht Lust, die Autorin auf ihrem guten Gesundheitsweg zu begleiten.

Willst du noch mehr wissen über das Strömen?

Hier im schönen Vogelsberg, in unserem romantischen Seminarhaus, inmitten einer herrlichen Landschaft, führen wir laufend Seminare durch, die das Ziel haben, die Selbstanwendung des japanischen Heilströmens noch verständlicher zu machen und dem Interessierten zu zeigen, wo genau er seine Energiepunkte finden kann, auf welche Weise er am effizientesten strömt und wie man seinen Mitmenschen auf beste Weise behilflich ist.

Ein solches Seminar ist besonders dann für interessierte Laien geeignet, wenn sie sich oder ihren Angehörigen bei chronischen Leiden helfen möchten oder intensiv an ihrer eigenen Gesunderhaltung arbeiten wollen.

Es wird aber auch von Therapeuten besucht, die diese alte und wirkungsvolle Heilmethode in ihr Behandlungsprogramm aufnehmen und ihr Wissen ergänzen wollen. In Heilpraktikerzeitschriften, Illustrierten, Fernsehsendungen vorgestellt, von Dr. Veronica Carstens empfohlen.

Kontaktadresse Seminarhaus Hoher Vogelsberg:
siehe Seite 293

Lebenslinie Vegetarischer Versandservice GmbH

Weil zu einem gesunden Leben auch eine gesunde Ernährung gehört, würden wir dir gerne einige Produkte vorstellen.

Wir möchten dich z. B. davon überzeugen, dass es köstlich schmeckendes «Fleisch» gibt, das auf dem Felde wächst.

Das Beste daran allerdings ist, dass es urgesund ist und sogar helfen kann, viele Krankheiten zu besiegen.

Kannst du dir vorstellen, dass es eine Sojaqualität gibt, aus der man Bratlinge zaubern kann, die sich von Rindfleischbuletten geschmacklich kaum unterscheiden?

Und dass man Sahnegeschnetzeltes kocht, das wie zartes Kalbfleisch schmeckt?

Vielleicht möchtest du auch einmal die berühmte Gemüseconsommé probieren. Hergestellt ist sie aus biologisch angebautem Gemüse, aus Kräutern, Meersalz und Algen. Sie gibt Suppen, Soßen, Salaten und vielen Gerichten einen einzigartigen Geschmack. Auch das vegetarische Schmalzsortiment und andere Brotaufstriche sind sehr empfehlenswert.

Gerne senden wir Informationsmaterial über alle unsere Produkte.

Unser Seminarhaus im Vogelsberg

Herzlich willkommen in unserem alten Gemäuer mit schönem Innenleben.

Man findet uns in Alleinlage inmitten schönster und noch heiler Natur. Unser Haus, das überwiegend der Einschulung und Weiterbildung von MitarbeiterInnen dient, öffnen wir mehrmals im Jahr den SeminarteilnehmerInnen sowie anderen Interessenten und Suchenden.

Heilen ohne belastende Nebenwirkungen. *Das ist unser innigstes Anliegen.*

Jeder Mensch verfügt über ein riesiges Potenzial an Selbstheilkräften. Wie aber können wir wieder Zugang zu diesem Schatz finden? Hier in unserem Seminarhaus gehen wir natürliche Wege zu körperlicher Gesundheit, einem glücklichen und erfüllten Leben und zu beruflichen und persönlichen Erfolgen.

Japanisches Heilströmen – Energievoll das Leben erleben, störende Blockaden lösen, günstig einwirken auf beginnende, aber auch auf chronische Krankheiten. Das alte asiatische Volkswissen – vorgestellt in der Fernsehsendung «Fliege» sowie empfohlen von Dr. Veronica Carstens – überzeugt mit geradezu verblüffenden Ergebnissen. Diese Anwendungen sind in nahezu allen gesundheitlichen Bereichen für die Selbstbehandlung einsetzbar.

Affirmation – Kreatives, statt destruktives Denken, negative Denkweisen in positive Denkprozesse verwandeln, in Harmonie mit seinen Mitmenschen leben, Erfolge spielend erreichen, wenn Gedanken in die richtigen Bahnen gelenkt werden. Positive Ergebnisse können sich schon ab der ersten Übungsstunde einstellen, ein einziges Wochenende kann das ganze Leben verändern.

Kräuterwandern – Ein schönes, unvergessliches Wochenende erwartet die Teilnehmer. Sie lernen Medizin aus der Natur kennen, die direkt vor der Tür oder am Feldes- und Wegesrand wächst. Tinkturen und Salben zum Selbermachen werden vorgestellt, die Zubereitung von Wildkräuterdelikatessen gezeigt und eine Heilkräuter-Hausapotheke bestimmt.

Erfolgstraining – Erfolg im Beruf und im zwischenmenschlichen Bereich hat wenig mit Glück zu tun. Die Voraussetzung für Erfolg ist, die eigenen «Erfolgsverhinderer» kennen zu lernen. Dieser Workshop ist eine sinnvolle Unternehmensberatung, die hilft, eine Selbständigkeit zu optimalem Erfolg zu führen.

Meridian-Energie-Therapien (M.E.T) – Ein Leben ohne Angst, Schuldgefühle, Süchte, Ärger, innere Wunden, Sorgen und Blockaden. Einfaches Beklopfen auf bestimmte Meridianpunkte des Körpers befreit oftmals in einer einzigen Selbstanwendung von genau der Last, die vorher ein ganzes Leben überschattet hatte. Seminare für Selbstanwender und Therapeuten.

Gerne versenden wir Infomaterial über weitere Seminarthemen, Termine und Preise. Außerdem versenden wir Info über Trennkost-Seminare überall in Deutschland sowie über Trennkost-Aktivurlaub im schönen Kurhaushotel in Hessen.

Stichwortverzeichnis

C

D

H

I

J

K

L

M

W

Z